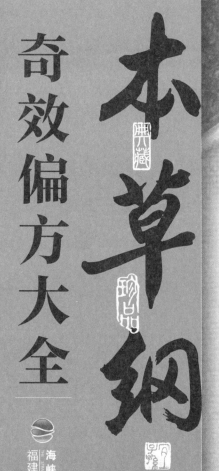

本草纲目

典藏

珍品

奇效偏方大全

海峡出版发行集团

福建科学技术出版社

主　编

孙孝忠　　　钱林超

编　委（以姓氏笔画为序）

王　锋　　　江　宏　　　李国辉

杨雪梅　　　张玉梅　　　赵　灿

赵毕忠　　　黎捷灵

图书在版编目（CIP）数据

本草纲目奇效偏方大全 / 孙孝忠，钱林超主编 . —福州：福建科学技术出版社，2018. 8（2020. 4 重印）

ISBN 978-7-5335-5563-4

Ⅰ . ①本… Ⅱ . ①孙… ②钱… Ⅲ . ①《本草纲目》—验方—汇编 Ⅳ . ① R281.3 ② R289.5

中国版本图书馆 CIP 数据核字（2018）第 039065 号

书 名	本草纲目奇效偏方大全
主 编	孙孝忠　钱林超
出版发行	福建科学技术出版社
社 址	福州市东水路 76 号（邮编 350001）
网 址	www.fjstp.com
经 销	福建新华发行（集团）有限责任公司
印 刷	福建地质印刷厂
开 本	700 毫米 ×1000 毫米　1 / 16
印 张	18.5
图 文	296 码
版 次	2018 年 8 月第 1 版
印 次	2020 年 4 月第 2 次印刷
书 号	ISBN 978-7-5335-5563-4
定 价	43.80 元

书中如有印装质量问题，可直接向本社调换

1.本书选自《本草纲目》中有效、实用、简便、价廉、无毒的偏方千余首，以病为纲，重新编排整理，供广大中医爱好者参考使用。

2.精选后的偏方，药物容易置办，大部分可以在中药店或中药房购到，个别标明"生""鲜"的药物，需要自备，或到野外采摘，或在家中制备。

3.本书中液体、粉末或小果实类药物，多以容量为单位，500毫升约相当于500克。书中药量均为成人用量，儿童使用应根据体重比例酌减。儿科用药一般是儿童用量，但很小的婴儿，也要根据体重酌减。

4.本书偏方中的药物剂量，一般指一日的药量，特殊标明服用日数的除外。

5.本书偏方并非适用于所有人。可能很多人会药到病除，可能也有人效果不明显，这是由个体生理、病理的差异性造成的。如有疑惑，可咨询中医师。对于某些较重的疾病，本书虽有收录偏方，但仍建议患者及时接受专业医师诊治，以免延误病情。

6.本书所录偏方中，过敏体质患者请根据自身条件斟酌使用或请教医师后再使用。

7.本书偏方用法众多，包括汤剂、散剂、丸剂、药酒、药膏，以及外用方法等。汤剂，就是平常中药煎汤的方法，一般用冷水浸泡半小时，然后用火煎取药汁。煮汤剂的火力有文火(指小火)、武火(指大火)之分，煎药一般"先武后文"，即用大火将水煮沸后，再用小火煎30分钟。散剂，就是将药物研成粉末冲服，一般剂量较小。丸剂，就是将药物先研成粉后，再与液体(水、生姜汁、蜂蜜、各种药汁等)混合搓成药丸。药酒，就是将药物泡入酒中一段时间，然后取用，所用的酒一般是低度白酒或黄酒，不可以用啤酒或葡萄酒。药膏，是将药物(有的打成粉)用糖、蜂蜜或酒等，熬成或兑成稠厚的膏状，供内服或外用。

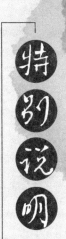

特别说明

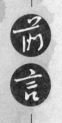

《本草纲目》是明朝医药学家李时珍耗尽毕生精力，亲历实践，并经过实地考察，博采众方，在对明以前的本草学进行全面整理、校勘、总结的基础上，历时30余年而编成的巨著。全书共有52卷，分为16部、60类，约190万字，载有药物1892种，收集医方11096条。这本医药学巨著自问世以来，一直是中医药的经典著作，得到广泛的传播。

《本草纲目》所附医方达11096条，且一一注明出处，可谓集李时珍之前历代方剂之大成，是一座巨大的医药宝库。但是，《本草纲目》篇帙宏大，采用古文叙述，附方分散在各种药物之下，不便于现代读者学习、应用。为了使进入了21世纪的人们更好地认识和学习这个中医药瑰宝，并汲取书中的精华，更好地传承祖国优秀传统文化，我们特地编写了本书。

本书以《本草纲目》为蓝本，从其所附11000多首方中精选有效、实用、简便、价廉、无毒的近千首偏方，以病为纲，进行重新分类、编排。对原书中的古剂量，都一一换算注明现代通行的剂量；对古奥难解的字词，直接更换为通俗易懂的词语。所选病种均为日常生活中常见的病症，如常见小病、女人烦恼、职场疲劳、中老年病痛、小孩小病、护肤难题、妇科常见病、肠胃老毛病等各种病症在本书中都能找到，让读者能够按"病"索骥，找到最适合自己的方子。所选方剂均为组成简单、材料易得、应用方便、疗效确切的奇效偏方，且每个偏方都详细交代了材料的组成、做法、用法，以及其在《本草纲目》原引书的出处，让读者能够一看就懂、一学就会。

目录

CONTENTS

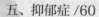

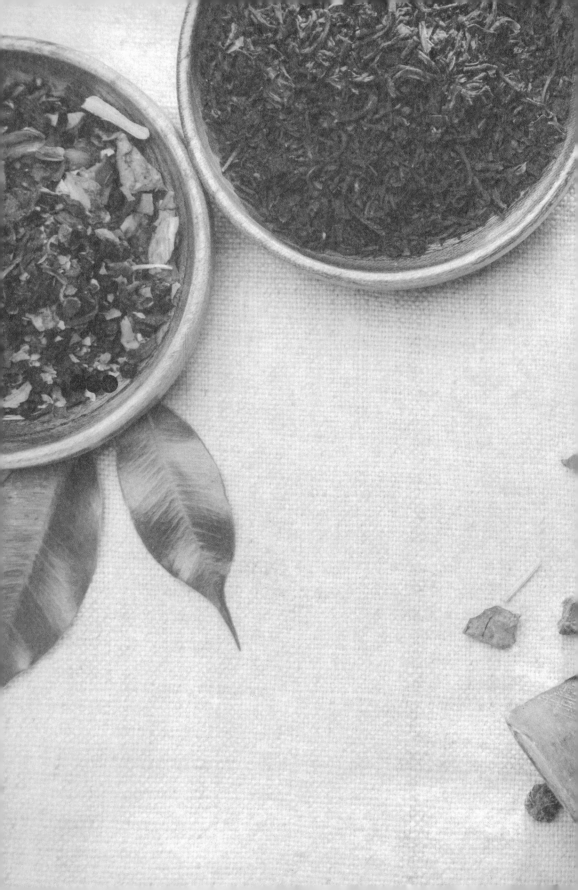

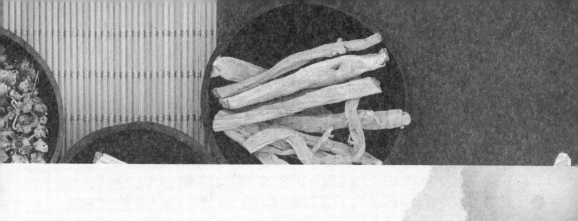

第一章

调治呼吸及循环系统病症的偏方

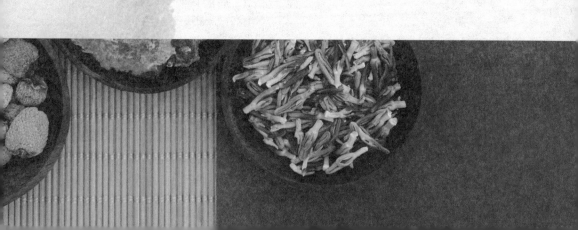

【感冒】

　　感冒为常见病，主要表现为鼻塞、流鼻涕、打喷嚏、头痛、恶寒怕冷、发热、全身不舒服等。它属于一种自愈性疾病，总体上分为普通感冒和流行性感冒。普通感冒，中医称"伤风"，顾名思义，肯定是被风邪侵犯了，在任何季节都可发病。流行性感冒，是由流感病毒引起的急性呼吸道传染病，在病人咳嗽、打喷嚏时，会经飞沫传染给别人。

　　俗话说："感冒是百病之源。"普通感冒虽然不是什么大病，但可能会引发细菌感染，如不及时医治，会产生一系列问题，如鼻炎、支气管炎、肺炎等。所以当您不小心感冒了，不妨试试那些老祖宗留下的奇效偏方来调治吧！

黑芝麻酒 | 可改善风寒感冒症状

【组成】
黑芝麻30克。

【做法】
将黑芝麻炒焦，乘热倒些酒，研磨。

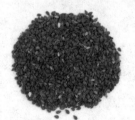

【用法】
饮芝麻酒。服后盖上被子出汗，但不能出汗过多。

【出处】
《本草纲目》卷二十二胡麻条。

【专家提示】
泡药酒一般用低度白酒或者黄酒，不可用啤酒或葡萄酒。

葱豉茶 | 可发汗，缓解风寒感冒症状

【组成】
葱白30克，淡豆豉50克。

【做法】
上述材料用开水冲泡5分钟。

【用法】
乘热代茶饮服。服后保暖出汗效果最好。

【出处】
《本草纲目》卷二十六葱条引〔明〕李时珍《濒湖集简方》。

【专家提示】
风寒感冒要乘热服药。生病服药期间，不能食用冷饮冷物，多喝白开水。

芷荆茶

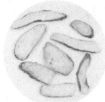

【组成】

白芷40克，荆芥4克，腊茶汤100毫升。

【做法】

将白芷和荆芥研末，取8克，用腊茶汤冲服。

【用法】

乘热代茶饮服。

【出处】

《本草纲目》卷十四白芷条引〔南宋〕王璆《百一选方》。

【专家提示】

如不用荆芥，用薄荷4克代替效果也很好。如无腊茶，可用其他茶汤代替。

核桃葱白茶
可缓解感冒发热头痛无汗症状

【组成】

核桃肉、葱白、茶叶、生姜各10克。

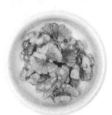

【做法】

将上述4味药捣烂，用水一大杯，煎到七分量，取药汁。

【用法】

乘热服。服后用厚衣被蒙头出汗。

【出处】

《本草纲目》卷三十胡桃条引《谈野翁方》。

芥末脐饼
可有效缓解风寒感冒无汗症状

【组成】

芥子适量。

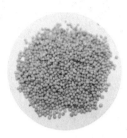

【做法】

将芥子研成末，用水调和，捏成肚脐大小的饼形。

【用法】

将芥末脐饼塞在肚脐内，腹部盖上衣服或毛巾，再放上装满热水的保温袋，直到出汗为止。

【出处】

《本草纲目》卷二十六芥条引〔明〕杨起《简便单方》。

吴茱萸煎
可改善感冒症状

【组成】

吴茱萸15克。

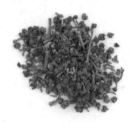

【做法】

以水煎煮，取药汁。

【用法】

乘热服。服后用厚衣被蒙头出汗。

【出处】

《本草纲目》卷三十二吴茱萸条。

神白散
可有效治疗各类感冒

【组成】

白芷40克，生甘草20克，生姜3片，葱白3寸，大枣1枚，淡豆豉50粒。

【做法】

将上述材料以水2碗煎煮，取药汁。

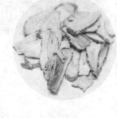

【用法】

乘热服，服后用厚衣被蒙头出汗。没有出汗者，再服。

【出处】

《本草纲目》卷十四白芷条引〔南宋〕朱端章《卫生家宝方》。

【专家提示】

此方可治疗各种类型的感冒，不管症状轻重、男女老少，都可服用，孕妇感冒也可以放心服用。感冒十几日，只要是没有出过汗的，也可服用。

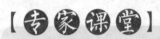

【专家课堂】

感冒后的饮食一定要注意，不要吃辛辣的食物，最好以清淡、细软的食物为主，这样不但有利于消化，还可以补充热量和营养物质，有利于机体抵御病邪，当然还可以吃些水果、蔬菜来辅助促进食欲。

【咳嗽】

咳嗽是一种常见病症，是呼吸系统疾病的主要表现，一般分为急性咳嗽和慢性咳嗽。急性咳嗽，是指3周以内的咳嗽，例如急性支气管炎、肺炎、呼吸道感染等。慢性咳嗽，是指持续时间一般超过8周，甚至数十年的咳嗽，包括过敏性支气管炎、慢性咽炎、肺结核、过敏性鼻炎合并支气管炎、胃食管反流、慢性支气管炎等。

百部酒 | 可有效治疗各类咳嗽

【组成】
百部根60克，白酒1000毫升。

【做法】
百部根切碎，用小火炒后，装入纱布袋，然后用白酒浸泡。

【用法】
少量多服。

【出处】
《本草纲目》卷二十五附诸药酒条。

桃仁酒 | 针对初期咳嗽效果好

【组成】
桃仁600克，白酒2000毫升。

【做法】
将桃仁去皮后捣碎，蒸熟后晒干，装入纱布袋，然后再置于密封罐中，白酒浸泡7日。

【用法】
每日饮80~100毫升。

【出处】
《本草纲目》卷二十九桃条引《肘后方》。

梨椒糖膏 | 能立即止住早期咳嗽

【组成】
梨1个，胡椒40粒，麦芽糖40克。

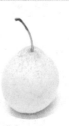

【做法】
梨去皮去核，打成汁后放入胡椒，小火煮沸后过滤去渣，加入麦芽糖制成膏状。

【用法】
口中含化，一日可数次。

【出处】
《本草纲目》卷三十梨条引〔唐〕崔元亮《海上集验方》。

猪肾干姜饮

可治疗早期咳嗽，特别适合平时身体较差的人

【组成】

猪肾2枚切细条，干姜40克磨粉。

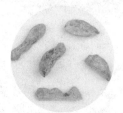

【做法】

将猪肾与干姜放在锅中，加水1400毫升，小火煮至400毫升。

【用法】

乘热服汤，服后用厚衣被蒙头出汗。

【出处】

《本草纲目》卷五十豕条引〔晋〕葛洪《肘后方》。

苦酒鸡

治疗急性咳嗽效果好

【组成】

白鸡1只，白醋（又名苦酒）2000毫升。

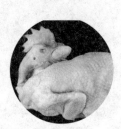

【做法】

白鸡洗净，切成小块，加白醋2000毫升煎煮，至约600毫升时即可。

【用法】

一日3次，喝汤吃肉。

【出处】

《本草纲目》卷四十八鸡条引〔晋〕葛洪《肘后方》。

酒蜜柚

治疗咳嗽有痰效果较好

【组成】

柚子1个，白酒700毫升，蜂蜜适量。

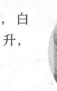

【做法】

柚子切开去籽，和白酒放入密封罐中，浸泡一夜，再全部倒出煮烂，用蜂蜜拌和即成。

【用法】

口中含服，一日可数次。

【出处】

《本草纲目》卷三十柚条。

蔗米粥

治疗干咳，或者痰少而黏伴口干、心烦等

【组成】

甘蔗汁1500毫升，青粱米（即小米）400毫升。

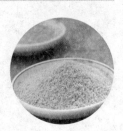

【做法】

甘蔗汁和小米一同放入锅中，用小火煮成粥。

【用法】

一日可多次食用。

【出处】

《本草纲目》卷三十三甘蔗条引〔明〕董炳《集验方》。

苏游凤髓汤

治疗咳嗽，伴有口干舌燥、大便干者较为适合

【组成】

松子仁 40 克，
胡桃仁 80 克，
蜂蜜 20 克。

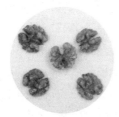

【做法】

将上述材料一同研磨成膏。

【用法】

每日 1 次，每次 8 克，沸开水冲服。

【出处】

《本草纲目》卷三十一海松子条引〔唐〕王焘《外台秘要》。

荞麦蜜茶

治疗咳嗽较重，甚至不能平卧

【组成】

荞麦 160 克，茶叶 10 克，蜂蜜 80 克。

【做法】

将荞麦、茶叶磨成粉，加入蜂蜜和一碗水调和，搅拌均匀。

【用法】

一日可多次服用。

【出处】

《本草纲目》卷二十二荞麦条引〔金〕张子和《儒门事亲》。

杏仁膏

可治疗慢性咳嗽

【组成】

杏仁 600 克，蜂蜜 200 克。

【做法】

杏仁去皮去尖，微火炒黄，研磨成粉后调入蜂蜜，煮熟制成膏状。

【用法】

每日饭前含服。

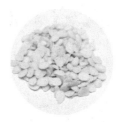

【出处】

《本草纲目》卷二十九杏条引〔唐〕孙思邈《千金方》。

生姜糖

可治疗久咳不止

【组成】

生姜 200 克，麦芽糖 300 毫升。

【做法】

生姜切碎后加入麦芽糖，微火煎煮熟。

【用法】

一日可数次口服，饭前较佳。

【出处】

《本草纲目》卷二十六生姜条引〔唐〕孟诜《必效方》。

椒肾方

可治疗慢性咳嗽，尤其适合年老者

【组成】

猪肾 2 个，胡椒 28 粒。

【做法】

猪肾去筋膜切片，与胡椒一并放入 800 毫升水中，煮熟。

【用法】

食用猪肾。

【出处】

《本草纲目》卷五十豕条引〔唐〕张文仲《随身备急方》。

第一章 调治呼吸及循环系统病症的偏方

7

　　人们在平日生活中，难免会因为着凉、吹风等引起咳嗽，只要治疗得当，很快就能好转，但有时也会出现咳嗽老是好不了的情况，俗语说"咳嗽不是病，咳起来要人命"，这个形容是非常贴切的。那么我们要怎么避免咳嗽呢？首先要注意气候变化，做好防寒保暖措施；还要养成良好的生活习惯，不吸烟、不喝酒；同时，饮食上要注意避免辛辣刺激性食物。咳嗽初期，可配合食疗方治疗，如果不能缓解，应该及时就医；而对于慢性咳嗽者，除了积极配合治疗外，饮食起居也应该格外慎重。

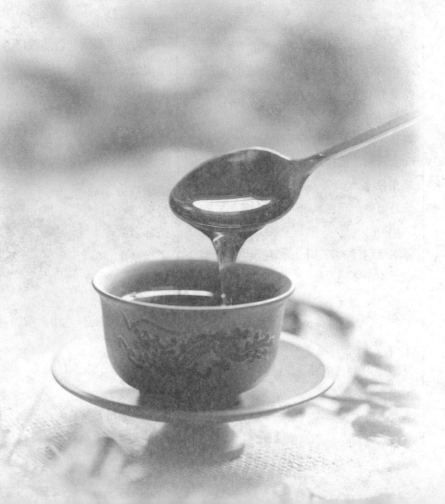

三、

【哮喘】

　　哮喘，又名支气管哮喘。支气管哮喘是由多种细胞及细胞组分参与的慢性气道炎症，此种炎症常引起气道反应性增高，导致反复发作的喘息、气促、胸闷和（或）咳嗽等症状，多在夜间和（或）凌晨发生。这些症状自行缓解或经治疗迅速缓解。哮喘的发病机制比较复杂，主要与过敏反应与免疫调节的异常有关。本病相当于中医的"哮病""喘症"，可参照本节选药。

白果定喘汤 适合哮病发作、痰多的人

【组成】
白果 21 个，麻黄、苏子各 10 克，款冬花、法半夏、桑白皮蜜炙、杏仁、黄芩、甘草各 5 克。

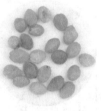

【做法】
以上诸药，加水 600 毫升，煮至 200 毫升，取药汁。

【用法】
每日 2 次，分早、晚服。

【出处】
《本草纲目》卷二十银杏条引《摄生方》。

代赭石方 可缓解呼吸困难，不能平卧入睡的症状

【组成】
代赭石 10 克，白醋 30 毫升。

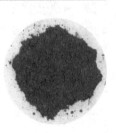

【做法】
代赭石磨粉，用白醋调和。

【用法】
一日 2 次，吞服。

【出处】
《本草纲目》卷十代赭石条引〔明〕朱橚《普济方》。

苎根豆腐方 | 可治疗哮病发作有黄痰者

【组成】

苎麻根 30 克，生豆腐 20 克。

【做法】

苎麻根烧灰磨粉。

【用法】

蘸生豆腐食用。

【出处】

《本草纲目》卷十五苎麻条引〔明〕虞抟《医学正传》。

清金丸 | 可治疗哮病兼咳嗽明显者

【组成】

萝卜子 100 克，生姜汁 100 毫升，面粉少许。

【做法】

萝卜子蒸熟晒干磨粉，加入生姜汁与面粉，搓丸如绿豆大。

【用法】

每次服 30 丸，以唾液咽下，每日服 3 次。

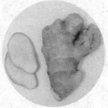

【出处】

《本草纲目》卷二十六莱菔条引《医学集成》。

鸭掌散 | 适合症状较轻的哮病患者

【组成】

银杏 5 个，麻黄 10 克，炙甘草 5 克。

【做法】

以上诸药，加水 600 毫升，煮至

200 毫升，取药汁。

【用法】

睡前温服。

【出处】

《本草纲目》卷三十银杏条引《摄生方》。

瓜蒂散 | 可治疗哮病发作白痰多者

【组成】

甜瓜蒂 3 个。

【做法】

甜瓜蒂磨粉。

【用法】

和水调服。吐痰即停用。

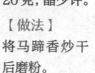

【出处】

《本草纲目》卷三十三甜瓜条引《朱氏集验方》。

马蹄香 | 适合哮病痰多，身体较壮实者

【组成】

马蹄香（杜衡）20 克，醋少许。

【做法】

将马蹄香炒干后磨粉。

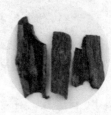

【用法】

取 10 克马蹄香粉与醋调和后饮用，每日 2 次。服用后吐出痰液来即有效，无须久服。

【出处】

《本草纲目》卷十三杜衡条引〔明〕朱橚《普济方》。

鲤鱼粥 | 可治疗气喘兼咳嗽

【组成】

鲤鱼1条，糯米60克。

【做法】

鲤鱼去鳞，用油纸包裹烤熟，然后去刺取肉，将取出的鱼肉与糯米煮粥。

【用法】

空腹食用。

【出处】

《本草纲目》卷四十四鲤鱼条引〔唐〕昝殷《食医心镜》。

如神汤 | 可治疗肺热气喘

【组成】

生白茅根100克。

【做法】

生白茅根切碎，加水600毫升，煮至200毫升，取药汁。

【用法】

饭后温服。

【出处】

《本草纲目》卷十三白茅条引〔宋〕《圣惠方》。

萝卜蜜丸 | 可治疗高年气喘

【组成】

萝卜子100克，蜂蜜适量。

【做法】

萝卜子炒熟磨粉，调入蜂蜜，搓丸如黄豆大。

【用法】

每次50丸，白开水送服，每日2次。

【出处】

《本草纲目》卷二十六莱菔条引《济生秘览》。

杏仁粥 | 可治疗气喘兼水肿

【组成】

杏仁40克，白米60克。

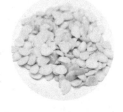

【做法】

杏仁去皮去尖磨粉，加入白米煮粥。

【用法】

空腹食粥。

【出处】

《本草纲目》卷二十九杏条引〔唐〕昝殷《食医心镜》。

野芫荽酒 | 可治疗受寒后引起的气喘

【组成】

野芫荽（即鹅不食草）60克，酒300毫升。

【做法】

将新鲜野芫荽磨汁后调入酒。

【用法】

每次100毫升口服，每日1次。

【出处】

《本草纲目》卷二十石胡荽条引〔明〕李时珍《濒湖集简方》。

第一章 调治呼吸及循环系统病症的偏方

胡桃杏仁丸
可治疗老人气喘咳嗽，睡卧不安

【组成】
胡桃肉、杏仁、生姜各50克。

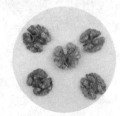

【做法】
胡桃肉与杏仁去皮去尖，生姜磨汁，调入蜂蜜，共研磨后制成丸，每丸约10克重。

【用法】
每日睡前口嚼1丸，配合姜汤服用。

【出处】
《本草纲目》卷三十胡桃条引〔明〕朱橚《普济方》。

姜糖汁
可治疗气喘兼呕吐

【组成】
砂糖20克，生姜汁20毫升。

【做法】
砂糖、生姜汁等量，小火煮熟沸5分钟。

【用法】
口含慢慢咽下，每次半茶匙，每日可数次。

【出处】
《本草纲目》卷三十三甘蔗条。

韭汁饮
可治疗虚喘，伴有消冷等

【组成】
鲜韭菜200克。

【做法】
鲜韭菜榨汁。

【用法】
饮用鲜韭菜汁，每日2次。

【出处】
《本草纲目》卷二十六韭条引〔晋〕葛洪《肘后方》。

双仁丸
实喘、虚喘均可服用

【组成】
杏仁、桃仁各20克，面粉适量。

【做法】
杏仁、桃仁去皮尖，炒后磨粉，加入适量水与面粉，制成丸，如黄豆大。

【用法】
每次10丸，配合姜汤或蜂蜜水服用，每日3次。

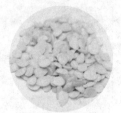

【出处】
《本草纲目》卷二十九杏条引〔宋〕《圣济总录》。

山药饮
治疗虚喘，可增强体质

【组成】
生山药30克，甘蔗汁50毫升。

【做法】
生山药磨汁调入甘蔗汁，隔水加热至微热。

【用法】
趁热服用，每日可数次。

【出处】
《本草纲目》卷二十七薯蓣条引〔明〕杨起《简便单方》。

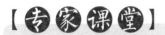

【专家课堂】

　　临床上哮喘的症状表现可轻可重，治疗的困难程度也因人而异。尽量避免诱发甚至加重哮喘的诸多因素。哮喘刚发作时，可以根据个人情况，选用上述偏方，如果效果不明显，应尽早就医，以医师处方药物为主，也可继续酌情选用上述偏方，来辅助治疗。饮食上以清淡为主，少吃容易生痰的食物。日常生活中要适当运动，增强体质，尽量少感冒。

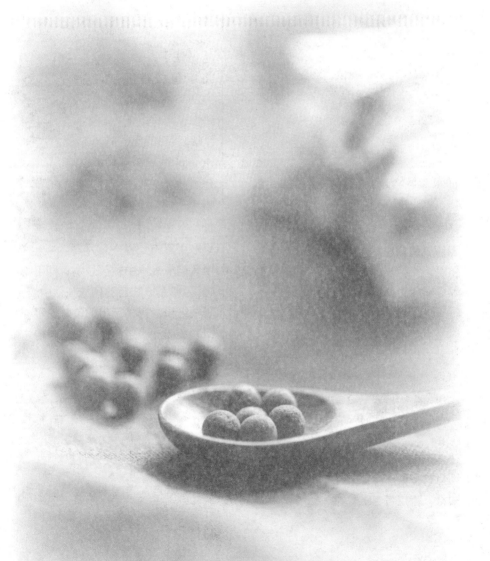

【肺结核】

　　肺结核，中医也称肺痨，是由结核杆菌感染肺部所引起的一种具有传染性的慢性疾病。临床常见症状为咳嗽、咯血、身体阵阵低热、睡觉中出汗、身体消瘦等。本病临床表现轻重不一，刚开始起病时，可能没有任何症状，也可能只是表现为咳嗽，或者只是发热，多为低热；病情较重者，上面讲述的临床症状都可见到。

天冬方

可治疗肺结核日久，口渴虚火较严重者

【组成】
天门冬50克。

【做法】
加水煮熟食用，或晒干磨粉调入蜂蜜，搓制蜜丸。

【用法】
吞服，每日2~3次。

【出处】
《本草纲目》
卷十八天门冬条引〔唐〕孟诜《食疗本草》。

团鱼丸

可治疗肺结核咳嗽、午后发热明显者

【组成】
团鱼(即甲鱼)1个，柴胡、前胡、贝母、知母、杏仁各20克。

【做法】
将甲鱼按常规方法宰杀，整理干净，再与以上5味药一起放入水中同煮。等甲鱼煮熟后，取出甲鱼，剔去鱼骨、甲壳和裙，只取甲鱼肉。将甲鱼肉放入水中煮至烂熟，即可吃肉喝汤。将前5味药的药渣在锅中焙干，研成细粉。再将剔出的鱼骨、甲壳和裙煮成汤汁，用此汁和上述药粉搓成黄豆大小药丸。

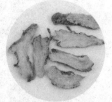

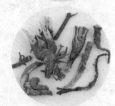

【用法】
用黄芪汤送服药丸，每次30丸，每日2次，空腹服用。平时再配以人参、黄芪等补药调理。

【出处】
《本草纲目》卷四十五鳖条引〔明〕方贤《奇效良方》。

独参汤 | 可治疗肺结核咯血后体虚困倦

【组成】

人参 40 克，大枣 5 粒（肥者）。

【做法】

以上 2 味药加
500 毫升水，
煮至 250 毫升，
取药汁。

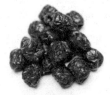

【用法】

睡前温服。

【出处】

《本草纲目》卷十二人参条引〔元〕
葛可久《十药神书》。

田龟肉 |

可治疗肺结核咯血、咳嗽，伴有恶寒发热者

【组成】

田龟（即乌龟）1 个，葱、花椒、酱、
油各少许。

【做法】

将乌龟按常法
宰杀，整理干
净，煮熟后取
出肉，再用葱、
花椒、酱、油
同煮。

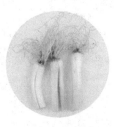

【用法】

食肉，常吃有效。

【出处】

《本草纲目》卷四十五水龟条引〔明〕
吴球《便民食疗》。

乌鸦肉骨 | 可改善肺结核病症状

【组成】

乌鸦 1 只，人参片、花椒各 20 克，
枣肉适量。

【做法】

乌鸦按常法宰杀后洗净，将人参片、
花椒塞入乌鸦肚子里，再缝合起来。
用水煮乌鸦肉。煮熟后，将乌鸦肉剔
出，食肉，同时将剩下的乌鸦骨、人
参和花椒渣，一起放在锅中，用小火
焙开，研成细粉，与枣肉混合在一起，
搓成药丸。

【用法】

吃乌鸦肉、服
药丸，适量。

【出处】

《本草纲目》四十九乌鸦条引〔明〕
吴球《便民食疗》。

苏游芦根饮 |

可治疗肺结核发热、食欲差者

【组成】

芦根、麦冬、地骨皮、生姜各 40 克，
陈皮、茯苓各 20 克。

【做法】

以上组成加水 1200 毫升，煮至 500
毫升，取药汁。

【用法】

乘热服用，出汗后可得显著疗效。一
日可服多剂。

【出处】

《本草纲目》卷十五芦条引〔唐〕王
焘《外台秘要》。

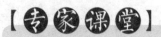

【专家课堂】

　　肺结核的治疗对于中医来讲，一直是一个大难题，目前西医对于该病的认识及治疗均非常明确，所以病者在就医时，可采用西医疗法为主，辅助配合中医中药治疗。上述所选偏方病者均可酌情选用作为辅助治疗。肺结核具有传染性，因此在接触患者时，应戴口罩。治疗上需耐心配合，并注意养生，不要吸烟喝酒，饮食宜清淡，同时放松心情，有利于康复。

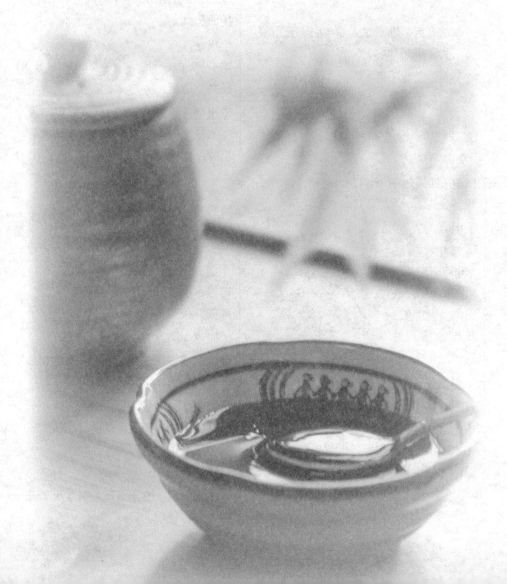

五、

【冠心病】

　　冠心病是冠状动脉粥样硬化性心脏病的简称，是目前社会上发病率较高的一种疾病，严重影响了人们的健康。冠心病多发生在 40 岁以上的人群中，男性多于女性。冠心病的临床表现多样，可以完全没有症状，也可能出现胸部闷胀或者疼痛，以及心慌、心跳厉害等。我们日常听到的"心绞痛"是冠心病的一种，是以胸闷、胸痛为主要症状。根据冠心病不同的临床症状，可以参考本节中不同方子用药。

　　再者，临床上各种原因引起的心律失常，如心动过速、心动过缓、心房颤动或扑动、房室传导阻滞、病态窦房结综合征、预激综合征以及心功能不全、心肌炎等，如以心慌为主症的，均可参考本节用药。

半夏麻黄丸 | 可治疗心慌

【组成】

半夏、麻黄等量，蜂蜜适量。

【做法】

半夏、麻黄磨粉，调入蜂蜜，搓丸如黄豆大。

【用法】

每次 30 丸，每日 3 次。

【出处】

《本草纲目》卷十七半夏条引《金匮要略》。

人参补气汤 | 可治疗心慌明显伴有自汗者

【组成】

人参、当归各 20 克，猪腰 2 个，山药、

大枣各适量。

【做法】

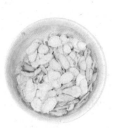

1.猪腰切细后，放入人参、当归，加水 600 毫升，煮至 400 毫升，滤出药汁。

2.拣出猪腰子，剩下的药渣烘干磨粉，加入山药糊，搓丸如绿豆大。

【用法】

空腹吃猪腰，喝药汁。药丸用大枣煎水送服，每次 50 丸，空腹服用。

【出处】

《本草纲目》卷十二人参条引〔南宋〕王璆《百一选方》。

莲子龙脑散 | 可清心安神

【组成】

老熟莲子50克，龙脑（即冰片)5克。

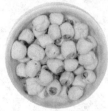

【做法】

莲子肉去皮留心，磨成粉后，加入龙脑。

【用法】

每次5克，开水冲服，每日1次。

【出处】

《本草纲目》卷三十三莲藕条引〔宋〕寇宗奭方。

枳实散 | 可治疗突发胸痛

【组成】

枳实10克。

【做法】

枳实磨粉。

【用法】

每次1克，温开水送服，每日4次。

【出处】

《本草纲目》卷三十六枳条引〔晋〕葛洪《肘后方》。

生韭汁 | 可治疗突发剧烈胸痛

【组成】

生韭菜2500克。

【做法】

生韭菜洗净，捣汁。

【用法】

饮用，每日可数次。

【出处】

《本草纲目》卷二十六韭条引〔唐〕孟诜《食疗本草》。

瓜蒌薤白汤 | 可治疗胸闷、胸痛

【组成】

瓜蒌实1粒，薤白100克，白酒1400毫升。

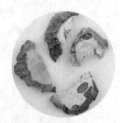

【做法】

以上组成共煮至400毫升。

【用法】

每日分早、晚服。

【出处】

《本草纲目》卷二十六薤条引〔汉〕张仲景方。

瓜蒌丸 | 可治疗胸痛彻背

【组成】

瓜蒌子、瓜蒌壳各50克，面粉适量。

【做法】

瓜蒌子炒熟，和壳研末，调入面粉，做成糊丸如黄豆大。

【用法】

每次口服20~30丸，用米汤送服，每日2次。

【出处】

《本草纲目》卷十八栝楼条引〔宋〕杜壬方。

理中汤

可治疗胸痛伴有胃痛、腹痛

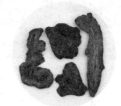

【组成】

人参、白术、干姜、甘草各40克。

【做法】

以上组成加水1600毫升，煮至600毫升，取药汁。

【用法】

每日1剂，分3次服。

【出处】

《本草纲目》卷十二人参条引〔宋〕苏颂曰。

【专家课堂】

对于冠心病，首先应该积极预防动脉粥样硬化的发生，饮食上宜清淡，少油腻，尤其是动物性脂肪和胆固醇含量高的食物要少吃，比如肥肉、动物内脏、蛋黄、蟹黄、奶油等；除了忌口外，还要配合适当的锻炼，老年人可以多散散步、打打太极等；不要抽烟喝酒，养成良好的生活习惯。如果已经得了冠心病，上面的事项则要更加注意，并要坚持治疗。

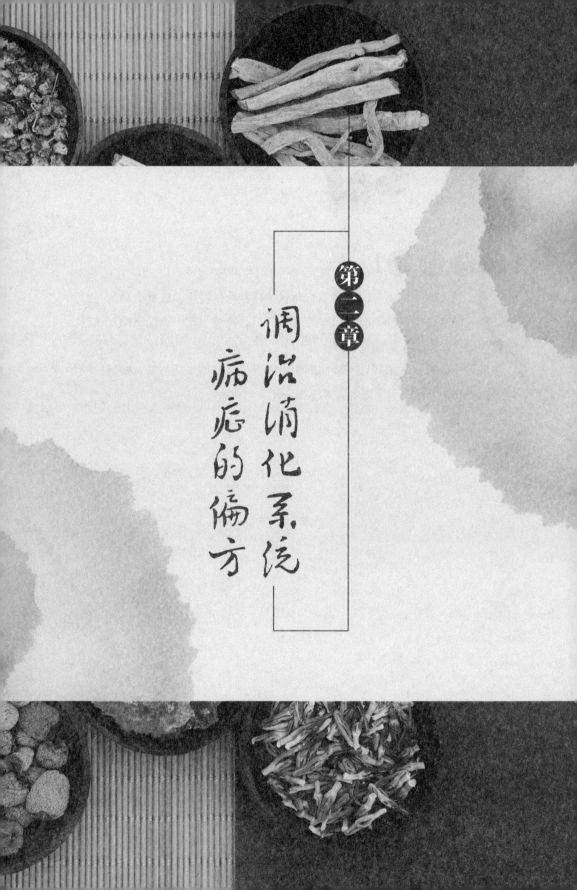

第二章

调治消化系统
病症的偏方

【消化不良】

消化不良，是老百姓生活中经常提到的话题，尤其是小孩子容易消化不良。在西医学中，消化不良可以是消化系统中的一个常见症状，但并不是一种疾病。如果出现了食欲不振、消化不良的症状，需结合病人情况，还有详细的检查结果，看看是否有消化系统方面疾病，如胃炎、胃溃疡等。本节中所选用的方子，主要有健脾开胃、理气消食的作用，多作为一些慢性病、疾病初愈后、产后和术后以及肿瘤病人放疗、化疗后的调理。

羊肉粱米粥
能补脾益胃、促进消化

【组成】

羊肉 300 克，青粱米 100 克，葱、盐各适量。

【做法】

先将羊肉用慢火熬成浓汤后，再捞出羊肉，把青粱米放入羊肉汤中，煮成粥。

【用法】

乘温吃粥。不拘次数。

【出处】

《本草纲目》卷二十三粱条引〔元〕忽思慧《饮膳正要》。

干枣生姜方
能改善消化不良，效果极好

【组成】

大枣 50 个，生姜适量。

【做法】

大枣去核，小火烘焙干燥后，研磨成粉，加入生姜末，混匀。

【用法】

白开水冲服药粉，每日 3 次。

【出处】

《本草纲目》卷二十九枣条引《本草衍义》。

谷神丸
能促进消化、增强食欲

【组成】

谷芽 160 克，麸炒白术、砂仁、炙甘草各 40 克，生姜汁 30 毫升，盐、面糊各适量。

【做法】

以上组成磨粉，面糊制成黄豆大小的药丸。

【用法】

每次 20 丸，每日 2 次。

【出处】

《本草纲目》卷二十五蘖米条引〔宋〕继洪《澹寮方》。

豆豉粥

可治疗胃痛、胃胀等

【组成】

狗肉 250 克，淡豆豉 15 克，白 米 30 克，盐适量。

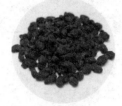

【做法】

以上组成，加入水中，共煮成粥。

【用法】

熟食。

【出处】

《本草纲目》卷五十狗条引〔唐〕昝殷《食医心镜》。

曲术丸

能消食开胃，尤其适合夏天不思饮食、腹胀、腹泻的病人

【组成】

神曲、苍术各50 克。

【做法】

神曲炒黄磨粉。苍术用米泔水浸泡后，炒黄磨粉。二药用面糊制成黄豆大小药丸。

【用法】

每次 50 丸，用米汤送服。

【出处】

《本草纲目》卷二十五神曲条引《肘后百一方》。

香附子方

可缓解过食冷东西后引起的食欲差、胃部不适等症状

【组成】

香附子 10 克，姜 5 克，盐适量。

【做法】

香附子炒香，干燥后研磨成粉，放入姜、盐同煎。

【用法】

口服，每日 2 次。

【出处】

《本草纲目》卷十四莎草、香附子条引〔明〕朱橚《普济方》。

大麦面方

可治疗吃稍饱后肚子就胀满难受，伴有昏昏欲睡的症状

【组成】

大麦 50 克。

【做法】

大麦磨成面粉，炒香。

【用法】

每次 5 克，用白开水送服，每日 2 次。

【出处】

《本草纲目》卷二十二大麦条引〔晋〕葛洪《肘后方》。

【专家提示】

此方服用安全，用量可以酌情加减，服用次数也可以相对增加。

四君子汤

能健脾益胃，适合体质较差或大病初愈者

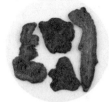

【组成】

白术10克，人参、白茯苓各5克，炙甘草2克，姜3片，枣1枚。

【做法】

以上组成加水500毫升，煮至200毫升，取药汁。

【用法】

饭前温服，每日2次。

【出处】

《本草纲目》卷十二人参条引《和剂局方》。

豆黄麻仁粉

能消食开胃，伴有粪便干燥的人尤其适合

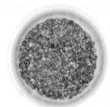

【组成】

大豆黄400克，火麻仁600克。

【做法】

以上2味药炒香后磨成粉。

【用法】

每次20克，用开水送服药粉，每日4~5次。

【出处】

《本草纲目》卷二十五豆黄条引〔唐〕孙思邈《千金方》。

【专家课堂】

　　想要增进食欲、促进消化，首先要养成定时定量的饮食习惯，让胃液分泌具有规律性，这样在每次进食前胃液已准备好，从而有利于脾胃健康。食物的种类也有讲究，俗话说"早餐吃好，午餐吃饱，晚餐吃少"，总结得非常恰当。一天之中最重要的一餐就是早餐，早餐除了要营养丰盛外，还需忌糖、忌油、忌荤，尽量以清淡为主，这样才能激发胃气。午餐主要在于补充热量，可以适当多吃一些，吃好一些。而晚上消耗热量较少，故晚餐无须进食太多。

【呕吐】

　　呕吐是临床上较为常见的一种病症，中医学关于呕吐的记载可以追溯到《黄帝内经》。西医学中，呕吐被认为是一个症状，而不是一种疾病，引起呕吐的原因有很多，同样需要仔细了解病人情况和详细检查后才能判定。中医治疗呕吐的方法多种多样，日常生活中遇到这类情况，不妨试试我们老祖宗留下的这些方子。

止呕汤
可治疗胃寒恶心呕吐，不能消化食物，食人即吐

【组成】

人参、丁香、藿香各10克，陈皮20克，生姜3片。

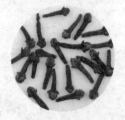

【做法】

以上组成加水500毫升，煮至200毫升，取药汁。

【用法】

温服，每日2次。

【出处】

《本草纲目》卷十二人参条引〔元〕杜思敬《济生拔萃方》。

嚼姜
可治疗恶心干呕

【组成】

生姜少许。

【做法】

切丝备用。

【用法】

呕时生嚼。

【出处】

《本草纲目》卷二十六生姜条引〔唐〕孙思邈《千金方》。

香苏饮
可治疗突然呕吐不止

【组成】

紫苏50克。

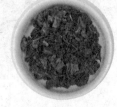

【做法】

紫苏加水600毫升，煮至200毫升，取药汁。

【用法】

温服，每日3次。

【出处】

《本草纲目》卷十四苏条引〔唐〕孙思邈《千金方》。

甘蔗姜汁 | 可治疗干呕

【组成】

甘蔗 800 克，生姜 20 克。

【做法】

甘蔗捣汁，调入生姜汁，隔水加热至温。

【用法】

温服，每日 3 次。

【出处】

《本草纲目》卷三十二甘蔗条引〔晋〕葛洪《肘后方》。

红豆汤 | 可治疗饮酒过度引起的呕吐

【组成】

红豆 100 克。

【做法】

红豆加水 800 毫升，煎至 300 毫升。

【用法】

时时服用。

【出处】

《本草纲目》卷二十四赤小豆条引〔明〕宁原《食鉴本草》。

芝麻酒 | 可治疗呕吐不止

【组成】

白芝麻 60 毫升，清酒 300 毫升。

【做法】

以上 2 味药熬煮至 150 毫升，去芝麻，取药液。

【用法】

一次性服完。

【出处】

《本草纲目》卷二十二胡麻条引〔唐〕孟诜《近效方》。

大黄甘草汤 | 可治疗食物入口就吐

【组成】

大黄 15 克，甘草 5 克。

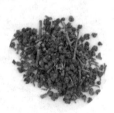

【做法】

以上 2 味药加水 200 毫升，煮至 100 毫升，取药汁。

【用法】

温服，呕吐停止后即停药。

【出处】

《本草纲目》卷十七大黄条引〔汉〕张仲景《金匮玉函方》。

吴茱萸汤 | 可治疗呕而胸满

【组成】

吴茱萸 200 毫升，大枣 20 枚，生姜 80 克，人参 40 克。

【做法】

以上组成加水 1000 毫升，煮至 600 毫升，取药汁。

【用法】

每次温服 150 毫升，每日 3 次。

【出处】

《本草纲目》卷三十二吴茱萸条引仲景方。

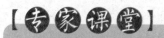

【专家课堂】

　　呕吐在中医学中可以分成实证和虚证两大类。实证多发病较快、呕吐物多、以未消化的食物常见，治疗也相对容易；虚证常常是呕吐物并不多，但伴有精神差、乏力等，治疗也较为困难。针灸治疗呕吐效果较好，常用穴位有内关、足三里、中脘、公孙等，无针时采用按压上述穴位，也有一定效果。

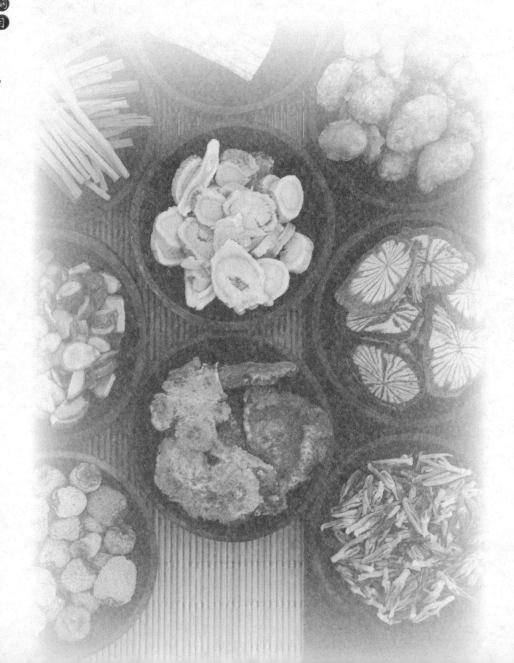

【呃逆】

呃逆，就是通常所说的打嗝。日常生活中有时我们吃得太饱，也会打嗝，或者喝了汽水以后也会打嗝，所以对于打嗝我们首先要分清楚是正常的身体反应，还是真的生病了。一般来讲，正常身体反应的打嗝，打几下后就会自行停止，而生病的打嗝常常是连续的、自己难以控制的、会让人感到难受。治疗打嗝，民间的一些方法往往简单且有效，现在介绍给大家。

荔枝方　可立刻止住打嗝

【组成】

荔枝 7 个。

【做法】

将荔枝连皮、核一起烧，烧至外面焦黑、里面焦黄，磨成粉。

【用法】

用白开水送服。

【出处】

《本草纲目》卷三十一荔枝条引〔明〕杨拱《医方摘要》。

【专家提示】

呃逆停止后即停药，无须久服。

川椒方　可治疗受寒后引起的呃逆

【组成】

川椒 150 克。

【做法】

将川椒炒后磨成粉末，用面糊调制成药丸，如黄豆大小。

【用法】

每次服 10 丸，醋汤送服，每日 2 次。

【出处】

《本草纲目》卷三十二蜀椒条〔明〕邵以正《秘传经验方》。

【专家提示】

生病期间，不要吃生冷的东西。

枳壳散　呃逆伴有腹胀者尤其适合

【组成】

枳壳 20 克，
木香 5 克。

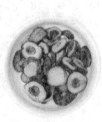

【做法】

将枳壳和木香磨成粉。

【用法】

每次 5 克，用白开水送服，每日 3 次。

【出处】

《本草纲目》卷三十六枳条引〔南宋〕许叔微《本事方》。

丁香柿蒂散 可治疗呃逆较重者

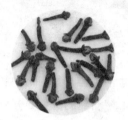

【组成】

丁香、干柿蒂各 40 克，人参适量。

【做法】

将干柿蒂烘焙后加入丁香，磨成药粉。人参加水煎汤。

【用法】

每次服 5 克药粉，用人参汤送服，每日 3 次。

【出处】

《本草纲目》卷三十四丁香条引〔宋〕周应《简要济众方》。

沉香紫苏散 可治疗呃逆久久不止

【组成】

沉香、紫苏、白豆蔻仁各 5 克。

【做法】

以上组成磨成药粉。

【用法】

每次 5 克药粉，用柿蒂汤送服，每日 3 次。

【出处】

《本草纲目》卷三十四沉香条引〔明〕吴球《活人心统》。

陈皮汤 可治疗各种原因导致的呃逆

【组成】

陈皮 80 克，枳壳 20 克。

【做法】

以上 2 味药加 700 毫升水，煮至 300 毫升，取药汁。

【用法】

温服，一顿服完。

【出处】

《本草纲目》卷三十橘条引《孙尚药方》。

【专家课堂】

　　呃逆的治疗，除了上述的验方、偏方外，对于新发的呃逆、病情较轻的，还可以尝试以下方法：①用草挠鼻子里面，让人打喷嚏；②屏住呼吸一会儿。呃逆发作期间，饮食宜清淡，进食容易消化的食物，心情要平稳，不要大喜大怒，注意防寒保暖。

【胃痛】

胃痛是指上腹部靠近心窝处的疼痛，是我们日常生活中常见的病症。引起胃痛的病因有很多，吃得太饱，饿得太久，都可能引起胃痛。一般来讲，刚开始起病时，病因比较单一，治疗相对容易。随着疾病的发展，病情相对复杂，治疗也比较困难。中医的胃痛，相当于西医急慢性胃炎、胃溃疡、十二指肠溃疡、功能性消化不良、胃黏膜脱垂等，只要是以上腹部疼痛为主要症状的，都可参照选用本节方药。

椒豆散 | 对急性胃绞痛有奇效

【组成】

胡椒、绿豆各50粒，黄酒。

【做法】

将胡椒、绿豆研磨成细粉，拌匀。

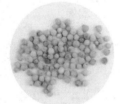

【用法】

用温黄酒服下。疼痛缓解后停服。

【出处】

《本草纲目》卷三十二胡椒条。

生麻油 | 可治疗急性胃痛

【组成】

生麻油200毫升。

【用法】

直接口服。

【出处】

《本草纲目》卷二十二胡麻条引〔晋〕

葛洪《肘后方》。

【专家提示】

此方治疗急性胃痛有热证者，如有胃部烧灼感、口疮、便秘等症效果更好，对于受寒引起的胃痛不宜服用。

盏落汤 | 对突发胃痛有奇效

【组成】

核桃1个，枣子1枚，生姜少许。

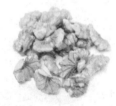

【做法】

将枣子去核，塞入核桃，用纸裹起枣子，放在热灰中煨熟。

【用法】

细嚼，再用生姜汤1碗送服。

【出处】

《本草纲目》卷三十胡桃条引赵氏经验。

干姜米汤 | 可治疗突发胃绞痛伴怕冷者

【组成】

干姜 5 克，米汤 20 毫升。

【做法】

干姜研磨成细粉。

【用法】

米汤冲服干姜粉，每日 2 次。

【出处】

《本草纲目》卷二十六干姜条引〔唐〕王焘《外台秘要》。

鸡子醋 | 适合胃痛较轻者

【组成】

鸡蛋 1 个，醋 40 毫升。

【做法】

将鸡蛋打破，调入醋，隔水加热至温热。

【用法】

趁温服，一次性服下，每日 1 次。

【出处】

《本草纲目》卷四十八引〔晋〕葛洪《肘后方》。

牡蛎散 | 可治疗胃痛，尤其适合身体壮实者

【组成】

煅牡蛎 10 克，酒 10 毫升。

【做法】

煅牡蛎研磨成细粉。

【用法】

用酒送服，每日 2 次。

【出处】

《本草纲目》卷四十六牡蛎条引《丹溪心法》。

菜菔方 | 可缓解吃东西后胃中反酸症状

【组成】

生萝卜 5 片。

【做法】

切好备用。

【用法】

嚼服生萝卜，每日 3 次。

【出处】

《本草纲目》卷二十六莱菔条引〔明〕李时珍《濒湖集简方》。

【专家提示】

必须是新鲜的生萝卜，萝卜干、熟萝卜以及盐腌的萝卜都没有用。胃中虚寒，受凉后胃痛、恶心反酸者，也没有效果。

吴萸酒 | 可治疗肚子冷痛

【组成】

吴茱萸 100 毫升，黄酒 600 毫升。

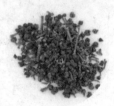

【做法】

将吴茱萸放入酒中煮沸。

【用法】

分 3 次，温服。

【出处】

《本草纲目》卷三十二吴茱萸条引〔唐〕孙思邈《千金方》。

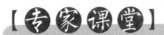
胃痛的发生，多与饮食不规律、精神紧张、压力过大有关。所以，在胃痛的预防上，首先要养成规律的生活习惯与饮食习惯，避免暴饮暴食、过饥过饱等。如果胃痛较剧烈，持续不停，应吃流质或半流质的食物，以帮助消化；忌吃粗糙难消化的食物，比如芹菜、土豆、芋头、鱼、虾等，也要避免进食浓茶、咖啡和辛辣食物。另外，保持愉悦的心情，避免过度紧张劳累也能缓解症状。

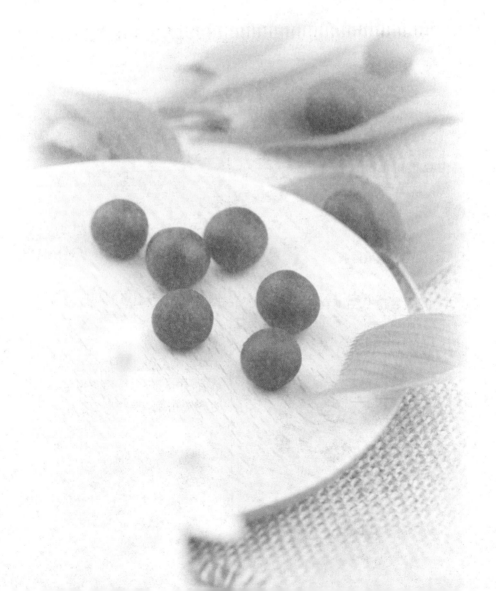

第二章　调治消化系统病症的偏方

五、

【腹痛】

腹痛，俗称肚子痛，是极为常见的症状。腹痛病情可轻可重，西医内科中，腹痛常见于肠易激综合征、消化不良、胃肠痉挛、不完全性肠梗阻、肠粘连、肠系膜和腹膜病变、泌尿系结石、急慢性胰腺炎、肠道寄生虫等多种疾病。因此，对于腹痛我们一定要提高警惕，初发病、病情较轻、只是单纯腹痛者，可以参考本节用药，如果好转不明显，应及时就医。

山豆根粉 | 治疗突然腹痛效果好

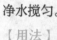

【组成】

山豆根 20 克。

【做法】

将山豆根研成细粉，冲入纯净水搅匀。

【用法】

口服，腹痛消失后停服。

【出处】

《本草纲目》卷十八山豆根条。

厚朴七物汤 | 可治疗腹痛腹胀

【组成】

厚朴 100 克，甘草、大黄各 40 克，大枣 10 枚，大枳实 5 枚，桂枝 30 克，生姜 70 克。

【做法】

以上组成加水 2000 毫升，煮至 800 毫升，取药汁。

【用法】

温服，每次 150 毫升，每日 3 次。如果有呕吐症状的，可加入制半夏 50 克。

【出处】

《本草纲目》卷三十五厚朴条引《金匮要略》。

吴茱萸方 | 可缓解着凉后引起的腹痛

【组成】

吴茱萸 10 克，白酒 50 毫升，白芝麻油 10 毫升。

【做法】

先将吴茱萸磨粉，调入白酒中备用；然后将白芝麻油入锅煎热，倒入备好的吴茱萸酒，煎一沸即离火。

【用法】

乘热服，每日 2 次。

【出处】

《本草纲目》卷三十二吴茱萸条引唐瑶《经验方》。

本草纲目 奇效偏方大全

木瓜桑叶饮 | 对脐下绞痛有奇效

【组成】

木瓜 3 片，桑叶 7 片，大枣 3 枚。

【做法】

以上组成加水 600 毫升，煮至 100 毫升，取药汁。

【用法】

乘热一次服完。

【出处】

《本草纲目》卷三十木瓜条引《食疗》。

荞麦方 | 可治疗肠绞痛

【组成】

荞麦面 20 克。

【做法】

将荞麦面炒黄，加水 400 毫升煮沸。

【用法】

热服，每日可多次。

【出处】

《本草纲目》卷二十二荞麦条引〔明〕杨起《简便单方》。

花椒方 | 可治疗腹部冷痛

【组成】

生花椒 40 粒（去掉不开裂的），洗米水 500 毫升。

【做法】

用洗米水泡生花椒一个晚上，使开裂的花椒合口。

【用法】

空腹，用冷水吞下。久服此方，可以暖肠胃、开胃口、延缓衰老、明目黑发。

【出处】

《本草纲目》卷三十二蜀椒条引《斗门方》。

芍药甘草汤 | 对腹中虚痛有较好疗效

【组成】

白芍药 12 克，炙甘草 4 克。夏季加黄芩 2 克，恶寒怕冷加肉桂 4 克，冬季大寒加桂枝 4 克。

【做法】

以上组成加水 400 毫升，煮至 200 毫升，取药汁。

【用法】

热服，每日 3 次。

【出处】

《本草纲目》卷十四芍药条引洁古《用药法象》。

威灵仙丸 | 可治疗腹中冷痛伴便秘

【组成】

威灵仙 100 克，蜂蜜适量。

【做法】

将威灵仙打成末，加入蜂蜜调和，制成如梧桐子大的蜜丸。

【用法】

每次 10 丸，睡前用生姜汤送服。

【出处】

《本草纲目》十八威灵仙条引《经验良方》。

第二章　调治消化系统病症的偏方

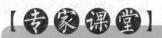

引起腹痛的病因多种多样，病情轻重也各不相同，腹部的脏器又很多，所以对于腹痛发作时，一定要尽早就医，明确诊断到底是什么病，才好"对症下药"。在腹痛的预防调护上，主要是注意规律饮食、避免暴饮暴食等。

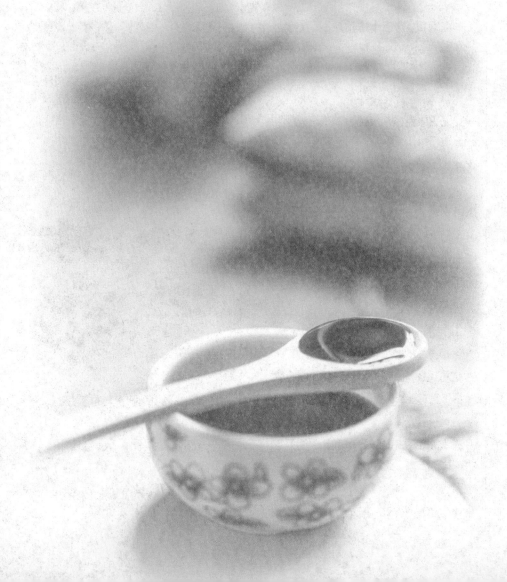

【腹泻】

腹泻，俗称拉肚子，表现为排便次数增多，粪质稀，甚至泻出如水样便。健康人一般每天解1次大便，如果排便1天超过3次，粪便又较稀者就是腹泻。腹泻超过3~6周或者反复发作，就是慢性腹泻。夏天是腹泻的高发季节，主要是因为夏天湿气重的缘故，中医学中有"无湿不成泻"之说，本节就为你介绍一些治疗腹泻的偏方。

曲术丸

可治疗夏天突然腹泻、饮食不当所致的腹泻

【组成】

神曲、苍术各100克。

【做法】

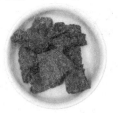

将神曲炒黄，苍术用淘米水浸1夜，然后烘焙，再将二者磨成细粉，和入面糊制成黄豆大小药丸。

【用法】

每次服30丸，用米汤送服，每日3次。

【出处】

《本草纲目》卷十二术条引《和剂局方》。

炮姜散

适合受凉后引起的水样腹泻

【组成】

炮姜50克。

【做法】

将炮姜研磨成细粉。如无炮姜，可用干姜炮制而成。

【用法】

每次10克，用白粥送服。

【出处】

《本草纲目》卷二十六干姜条引〔唐〕孙思邈《千金方》。

白术车前散

可缓解夏天湿气重引起的腹泻

【组成】

白术、车前子各50克。

【做法】

白术、车前子炒后磨成细粉。

【用法】

每次10克，白开水送服。

【出处】

《本草纲目》卷十二术条引〔明〕杨起《简便单方》。

莲子散 | 对反复发作的腹泻有较好疗效

【组成】

莲子50克。

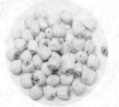

【做法】

将莲子炒后磨成细粉。

【用法】

每次10克，陈仓米汤调后服下。如配合香连丸服用，效果更好。

【出处】

《本草纲目》卷三十二莲藕条引《丹溪心法》。

糯米山药方 | 可治疗慢性腹泻兼食欲不振

【组成】

糯米1000毫升，山药50克，砂糖20克，胡椒末少许。

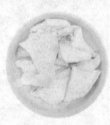

【做法】

先将糯米用水浸1个晚上，沥干水分，用慢火炒熟，磨成细粉，筛取极细者；将山药磨成细粉。二药混合均匀。

【用法】

每日清晨取药粉20克，加入砂糖、胡椒末，以刚煮开的水冲入调食。

【出处】

《本草纲目》卷二十二稻条引刘松篁《经验方》。

【专家提示】

此方不但能止泻、增食欲，还能改善男性生育功能。

猪肾方 | 适合慢性腹泻兼腰痛者

【组成】

猪肾1个，骨碎补20克。

【做法】

将骨碎补研成药末，猪肾切成多条缝；然后在缝内外各层搽上骨碎补药末，煨熟即可。

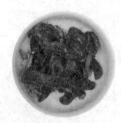

【用法】

食煨熟的猪肾。

【出处】

《本草纲目》卷五十豕条引〔明〕李时珍《濒湖集简方》。

花椒醋方 | 专治老人和小孩腹泻

【组成】

花椒80克，醋400毫升。

【做法】

将花椒放入醋中煮，直到醋煮尽，再用慢火焙干花椒，取出，研成细粉，用瓷器贮藏。

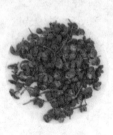

【用法】

每次服5克，用黄酒或米汤送服。

【出处】

《本草纲目》卷三十二蜀椒条引《谭氏小儿方》。

乌鸡止泻方

可治疗胃肠虚弱引起的慢性腹泻

【组成】

乌骨母鸡1只,豆蔻40克,草果2枚。

【做法】

将乌骨母鸡如常法宰杀,去毛和内脏,洗净;豆蔻和草果,炒成外焦内黄后,塞入鸡腹内,扎好,放入水中煮熟。

【用法】

空腹食鸡肉。

【出处】

《本草纲目》卷四十八鸡条。

【专家课堂】

　　腹泻会导致人体内大量水分丢失,可能引起脱水,所以要注意补充水分,以淡盐水为佳,有时严重的腹泻,可能需要静脉输液,来补充丢失的水分和营养。中医认为,久泻伤肾,对身体很不好,所以慢性腹泻的患者,应尽早就医,弄清楚腹泻的原因,尽早医治。

七、

【痢疾】

痢疾是一种有传染性的肠道疾病,主要表现为排便次数增多,排脓血便,腹痛,排便不净等症状。西医已得出结论,痢疾的病因是痢疾杆菌感染引起,西医对于本病的治疗效果也较为明确,故建议患者就诊时可首先选择西医治疗。本节中所介绍的偏方,可以作为辅助治疗,或者病后的饮食调理。

大蒜贴 | 对突发痢疾有奇效

【组成】

大蒜 30 个。

【做法】

将大蒜捣成泥。

【用法】

贴于两足心,也可贴脐中,每日 1 次。

【出处】

《本草纲目》卷二十六葫条引〔唐〕孙思邈《千金方》。

乌梅方 | 适合痢疾伴脓血便者

【组成】

乌梅 50 克。

【做法】

将乌梅烘焙后磨粉。

【用法】

每次服 10 克,米汤送服。

【出处】

《本草纲目》卷二十九梅条引〔宋〕《圣济总录》。

韭叶方 | 可治疗痢疾较轻者

【组成】

韭叶适量。

【做法】

做汤、煲粥、炸、炒皆可。

【用法】

熟食。

【出处】

《本草纲目》卷二十六韭条引〔唐〕咎殷《食医心镜》。

木耳方 | 可治疗痢疾便血明显者

【组成】

黑木耳 20 克。

【做法】

将黑木耳炒后磨粉。

【用法】

黄酒送服。

【出处】

《本草纲目》卷二十八木耳条引〔明〕朱橚《普济方》。

【专家提示】

用水煮木耳,加盐醋食之,也有一定效果。

葱白粥 | 可治疗痢疾有脓血便症状

【组成】

葱白适量，米50克。

【做法】

以上2味药共煮粥。

【用法】

每日食之。

【出处】

《本草纲目》卷二十六葱条引〔唐〕昝殷《食医心镜》。

豆腐方 | 可缓解痢疾时好时坏症状

【组成】

白豆腐50克，醋适量。

【做法】

用白醋煎豆腐。

【用法】

熟食。

【出处】

《本草纲目》卷二十五豆腐条引〔明〕朱橚《普济方》。

杨梅方 | 可治疗久痢不止

【组成】

杨梅100克。

【做法】

将杨梅烧成灰后研成粉。

【用法】

米汤送服，每次8克，每日2次。

【出处】

《本草纲目》卷三十杨梅条引〔明〕朱橚《普济方》。

醋鸡方 | 适合胃肠虚弱引起的痢疾

【组成】

黄母鸡1只，盐、醋适量。

【做法】

先将母鸡如常法杀净，去内脏；再将盐和醋和匀，涂于鸡身内外，放入水中煮熟。

【用法】

空腹食鸡肉。

【出处】

《本草纲目》卷四十八鸡条引〔唐〕昝殷《食医心镜》。

【专家课堂】

对于痢疾的预防，应做到以下几点：①注意环境卫生，加强厕所及粪便管理，消灭苍蝇；②加强饮食卫生，食用的瓜果蔬菜一定要清洗干净，煮熟再吃，在痢疾流行期间尽量避免吃生的食物；③养成良好的个人卫生习惯，做到饭前便后洗手，不饮生水，不去人群集中的地方；④不要暴饮暴食，以免胃肠道抵抗力降低。

第二章 调治消化系统病症的偏方

【便秘】

便秘，也就是大便不通。健康人一般每日排便 1 次，如果变为两日 1 次，甚至 3 日以上才排便 1 次，就可以称为便秘。便秘也可以表现为每日均排便，但是粪便干结，或粪便不硬，但是很难排出。如果长时间表现为上述情况，就称为习惯性便秘，老年人较为多见。单纯的便秘，只要用心调理，一般都能治好，本节就介绍一些治疗便秘的偏方。

陈皮杏仁丸 | 可治疗老年人便秘

【组成】

陈皮 600 克，
杏仁 200 克，
蜂蜜适量。

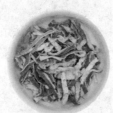

【做法】

陈皮、杏仁（去皮和尖）放入水中，熬煮后，调入蜂蜜，捣成泥，制成黄豆大小药丸。

【用法】

饭前用米汤送服 30 丸，每日 3 次。

【出处】

《本草纲目》卷三十橘条引〔南宋〕严用和《济生方》。

桃仁方 | 可治疗排便困难或有便意但解不出的症状

【组成】

桃仁 150 克，吴茱萸 80 克，盐 40 克。

【做法】

以上组成放在一起炒熟后，去掉盐和吴茱萸，取桃仁。

【用法】

每次嚼桃仁 5~7 粒。

【出处】

《本草纲目》卷二十九桃条引〔宋〕《圣济总录》。

三仁丸 | 对粪便难解，伴有体虚乏力者尤为适合

【组成】

松子仁、柏子仁、麻子仁等量，黄芪 10 克。

【做法】

以上组成研成细泥，溶入白蜡，制成梧桐子大小药丸。黄芪煎成药汤。

【用法】

每次服药丸 10 粒，用黄芪汤送服。

【出处】

《本草纲目》卷三十一海松子条引〔宋〕寇宗奭《本草衍义》。

匀气散 | 可治疗排便无力

【组成】

连须葱 1 根，姜 1 块，盐 1 捻，淡豆豉 21 粒。

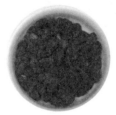

【做法】

以上组成共捣成泥，捏成圆饼形。

【用法】

烘热填于肚脐中，用纱布固定，贴上胶布，直至气通为止。气未通者，再换 1 剂。

【出处】

《本草纲目》卷二十六葱条引杨氏《直指方》。

陈皮汤 | 可缓解粪便干结难出症状

【组成】

陈皮 50 克，黄酒适量。

【做法】

用黄酒煮熟陈皮，然后将陈皮在锅中焙干，再研成细末。

【用法】

每次 8 克，早餐前以米汤送服。

【出处】

《本草纲目》卷三十橘条引〔明〕朱橚《普济方》。

醋盐方 | 可治疗二便不通

【组成】

盐 30 克，醋 10 毫升。

【做法】

将盐浸于醋中。

【用法】

将渍过醋的盐塞入脐中，干了再换。若再配合盐水灌肛，或喝淡盐水则效果更好。

【出处】

《本草纲目》卷十一食盐条引《家藏方》。

芒硝通关饮

对粪便不通、小便不解、腹胀明显者尤为适合

【组成】

芒硝 40 克，开水 200 毫升。

【做法】

将芒硝泡于开水中，搅匀。

【用法】

喝冲服的芒硝水，饮后呕吐即可。

【出处】

《本草纲目》卷十一朴消条引《百一方》。

【专家课堂】

便秘的人，每日早上起床前先自我按摩腹部 5 分钟；起床后可喝 1 杯蜂蜜水或者淡盐水；再配合适当活动，比如在屋里走走、慢跑、快走等；最后入厕，即使没有便意，也要去蹲厕所，以养成定时排便的习惯。饮食上，应多吃杂粮蔬菜，如韭菜、芹菜、竹笋、糙米等，因为粗纤维含量高的食物可以增强肠道蠕动，对排便有帮助。

【黄疸】

黄疸主要表现为眼睛黄、身体黄、小便黄，尤其以眼睛发黄为重要特点。中医一般将黄疸分为阳黄和阴黄两大类，主要依靠黄疸的色泽、伴随的其他症状来区分。一般来讲，阳黄黄色鲜明，发病急，常伴有发热、口干、口苦等；阴黄黄色较暗，病程长，疾病发展也比较缓慢，常伴有身体无力、食欲不振等。

中医的黄疸与西医所说的黄疸意义相同，临床上常见于急慢性肝炎、肝硬化、胆囊炎、胆结石、钩端螺旋体病、蚕豆病及某些消化系统肿瘤等疾病，这些疾病出现黄疸者，都可参照本节选方用药。

茵陈生姜泥 | 可缓解全身发黄症状

【组成】

茵陈蒿50克，生姜30克。

【做法】

将茵陈蒿同生姜一块捣烂成泥。

【用法】

涂擦于胸前四肢，每日可数次。

【出处】

《本草纲目》卷十五茵陈蒿条。

柳枝汤 | 可治疗黄疸初起

【组成】

柳枝100克。

【做法】

柳枝加800毫升水，煮至200毫升，取药汁。

【用法】

一次服下，每日3次。

【出处】

《本草纲目》卷三十五柳条引〔唐〕王焘《外台秘要》。

醋蛋方 | 适合突然起病黄疸者

【组成】

醋250毫升，酒100毫升，鸡蛋5个。

【做法】

将醋、酒和匀，浸鸡蛋一夜。

【用法】

吃蛋白。

【出处】

《本草纲目》四十八鸡条引〔晋〕葛洪《肘后方》。

丝瓜方 | 对饮食不当引起的黄疸尤为适合

【组成】

丝瓜 2 个。

【做法】

将丝瓜（连子）
放在火上烤，
至外焦内黄后，
再研磨成粉。

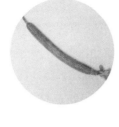

【用法】

每次 10 克，白开水送服，每日 2 次。

【出处】

《本草纲目》卷二十八丝瓜条引〔明〕
胡濙《卫生易简方》。

田螺方 | 可治疗各种类型的黄疸

【组成】

田螺 500 克，黄酒 300 毫升，棉布
袋 1 个。

【做法】

田螺在水中养一段时间，将泥沙洗干
净，取肉，捣烂，调入黄酒，用棉布
过滤取汁。

【用法】

饮汁，每日 3 次。

【出处】

《本草纲目》卷四十六田螺条引〔明〕
朱权《寿域神方》。

瓜蒌根方

对较重的黄疸，兼有高热者有一定的疗效

【组成】

瓜蒌根 500 克。

【做法】

将瓜蒌根捣汁。

【用法】

饮汁，当有黄水从小便出，如不出再服。

【出处】

《本草纲目》卷十八栝楼条引〔明〕
杨起《简便方》。

【专家提示】

服用该方后，身黄减退，小便变多，
颜色比之前更黄，是服药有效的
表现。

柴胡甘草方 | 能改善黄疸兼身体困重症状

【组成】

柴胡 40 克，甘草 10 克，白茅根 30 克。

【做法】

以 上 组 成 加
500 毫升水，
煮 至 200 毫
升，取药汁。

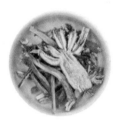

【用法】

每日可数次，不拘时服。

【出处】

《本草纲目》卷十三柴胡条引〔宋〕
孙用和《传家秘宝方》。

薏苡根汤 | 适合黄疸颜色鲜明者

【组成】

薏苡根 200 克。

【做法】

将薏苡根加水 600 毫升，煮至 300
毫升，取药汁。

【用法】

随时服用。

【出处】

《本草纲目》卷二十三薏苡条。

茵陈栀子汤
可治疗饮酒过度引起的黄疸

【组成】

茵陈蒿4根，栀子7个，大田螺1个，白酒300毫升。

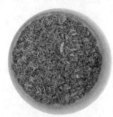

【做法】

先将大田螺连壳捣烂，用棉布袋过滤取汁；再将茵陈蒿和栀子调入白酒中，煮沸3分钟后关火。

【用法】

用酒冲田螺汁饮用，每日1次。

【出处】

《本草纲目》卷十五茵陈蒿条。

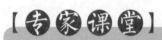

【专家课堂】

　　黄疸的预防在饮食上，要讲究卫生，避免吃不干净的食物，外出就餐时，最好自备碗筷，避免被传染。平日里，可适当进行体育锻炼，增强体质。黄疸发病初期，应卧床休息，保持心情愉快，进食营养丰富且易于消化的食物。黄疸消退后，并不代表病已经完全好了，仍需要细心调养一段时间。

十、

【肝硬化】

　　肝硬化是各种慢性肝脏疾病的晚期阶段,目前此病临床上也比较常见,高发的年龄段为 35~50 岁,男性较多。引起肝硬化的原因很多,在我国是以病毒性肝炎为主,病毒性肝炎包括人们口中常说的甲肝、乙肝、丙肝、丁肝、戊肝 5 种类型,其中又以乙肝最为常见。目前肝硬化还没有特效治疗法,本节介绍一些老祖宗留下的偏方,供大家参考。

丁香大枣丸
可治疗各种原因引起的肝硬化

【组成】

苦丁香 80 克,
大枣 50 克。

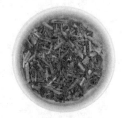

【做法】

将丁香磨成粉、
枣肉捣成泥,
拌和,做成黄豆大小药丸。

【用法】

每次服 30 丸,枣汤送服。

【出处】

《本草纲目》卷三十三甜瓜条引〔元〕萨谦斋《瑞竹堂经验方》。

马鞭草方
对肝硬化伴心烦口渴者尤为适合

【组成】

马鞭草 50 克,
黄酒 200 毫升,
水 300 毫升。

【做法】

将马鞭草细锉、晒干,与酒、水同煮至 200 毫升。

【用法】

温服,每日 1 次。

【出处】

《本草纲目》卷十六马鞭草条引〔明〕胡濙《卫生易简方》。

牵牛散
适合腹中有水,肚子胀大明显者

【组成】

白牵牛、黑牵牛各 10 克,大麦面150 克。

【做法】

将白牵牛、黑牵牛磨粉,和面制饼,烙熟。

【用法】

睡前食用,用茶汤服下。

【出处】

《本草纲目》卷十八牵牛子条引河间《宣明方》。

赤小豆逐水汤

可治疗肝硬化伴有腹水者

【组成】

赤小豆600克，
白茅根60克。

【做法】

将赤小豆和白
茅根加水煮熟，
取豆。

【用法】

食用赤小豆，每日2次。

【出处】

《本草纲目》卷二十四赤小豆条引
〔晋〕葛洪《肘后方》。

苦瓜丸

可治疗腹胀伴四肢水肿

【组成】

苦瓜1根，面粉适量。

【做法】

苦瓜加400毫升水煮至糊状，加入
面粉制成如红豆大小的丸。

【用法】

每次10丸，米汤送服，每日3次。

【出处】

《本草纲目》卷二十八苦瓠条。

狗肉粥

对肝硬化早期尤为适合

【组成】

狗肉500克，白米50克。

【做法】

以上组成加水800毫升煮成粥。

【用法】

饭前或空腹食用，隔日1次。

【出处】

《本草纲目》卷五十狗条引〔唐〕昝
殷《食医心镜》。

七浸砂仁散

适合肝硬化早期腹胀食欲不振者

【组成】

莱菔子、砂仁各40克。

【做法】

先将莱菔子研成细末，倒入清水泡一
会儿，过滤，取其水浸砂仁一夜，然
后炒干砂仁；接着再用莱菔子末泡水，
过滤浸泡砂仁一夜后再炒干。如此7
次，再将砂仁磨成粉。

【用法】

米汤送服砂仁粉。

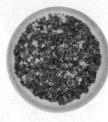

【出处】

《本草纲目》卷
二十六莱菔条
引《朱氏集验方》。

【专家课堂】

　　对于本病，预防尤其重要。上面我们讲过本病最大的病因是病毒性肝炎，其中乙肝又是最多发的。据统计，中国人10个人中就有1人患有乙肝，所以生活中我们一定要注意保护自己，除了生活上注意外，还需要定期接种乙肝疫苗。对于已得病的患者，应多休息，避免劳累，饮食以高热量、高蛋白、易消化的食物为主。

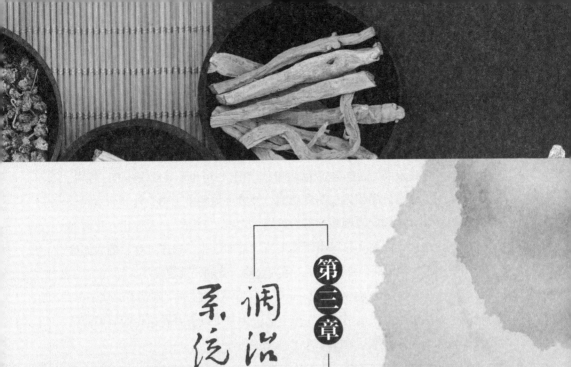

第三章

调治神经及精神系统病症的偏方

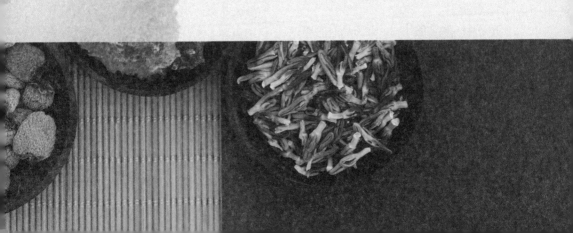

【头痛】

　　头痛是临床常见的自觉症状，可单独出现，也可见于其他疾病的过程中。中医认为头痛有外感和内伤两类病因，外感头痛多由于感受外邪而引起，一般起病急，疼痛比较剧烈，多为跳痛、灼痛、重痛，痛无休止，及时治疗后痊愈较快；内伤头痛可由饮食失节、精神紧张、思虑过度、病后体虚等因素引起，起病缓，疼痛较轻，多为隐痛、昏痛，反复发作。

　　头痛是人类最常见的病症之一，头一痛起来，往往浑身都跟着绵软无力，精神也无法集中，严重影响工作和生活。大家可以来看看祖先们是如何摆脱头痛这个"紧箍咒"的。

葛汁豆豉汤

可缓解病毒感染所致的头痛伴高热等症状

【组成】
葛根汁 670 毫升，淡豆豉 70 克。

【做法】
将葛根汁加入淡豆豉中，煎至约400毫升，去渣取汁。

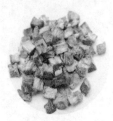

【用法】
早、中、晚各服1/3，乘药热时服用，服后出汗止头痛效果才好。

【出处】
《本草纲目》卷十八葛条引〔宋〕《圣惠方》。

【专家提示】
若心中烦热，可加栀子仁20枚同煎。

菊花膏芎散

可宣兼外感病引起而头痛伴发热、目赤、面红等症状

【组成】
菊花、石膏、川芎各10克。

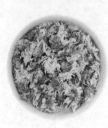

【做法】
以上组成研成细末，混匀。

【用法】
每次5克，用清茶送服。

【出处】
《本草纲目》卷十五菊条引〔明〕杨起《简便单方》。

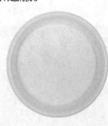

小清空膏

【组成】

黄芩。

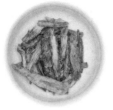

【做法】

用酒浸透黄芩，然后晒干研末。

【用法】

每次4克，用茶或酒送服。

【出处】

《本草纲目》卷十三黄芩条引〔金〕李东垣《兰室秘藏》。

吴茱萸汤

可缓解头顶痛、呕吐白色水样液等症状

【组成】

吴茱萸200克，大枣20枚，生姜、人参各15克。

【做法】

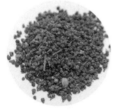

以上组成加水1000毫升，煮至600毫升，取药汁。

【用法】

每次口服100毫升，每日服3次。

【出处】

《本草纲目》卷三十二吴茱萸条引仲景方。

【专家提示】

若自觉比较热，喜欢冷饮，舌红苔黄，不适合用此方。

竹茹鸡子汤

可缓解消后头痛症状

【组成】

竹茹80克，鸡蛋3个。

【做法】

竹茹加水1000毫升，煮至600毫升；鸡蛋去壳，搅匀，倒入竹茹水中，再煮沸3次。

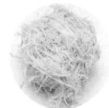

【用法】

喝汤吃鸡蛋。

【出处】

《本草纲目》卷三十七竹条引〔唐〕孙思邈《千金方》。

澹寮方

可治疗因生气等情绪因素引起的头痛症状

【组成】

香附子160克，川芎80克。

【做法】

以上组成研末，混匀。

【用法】

每次以腊茶汤送服10克。

【出处】

《本草纲目》卷十四莎草、香附子条。

【专家提示】

常服可除病根，还可以明目。

川芎止痛散

可有效缓解产后头痛

【组成】

川芎。

【做法】

将川芎研末。

【用法】

每次10克，用腊茶汤送服。

【出处】

《本草纲目》卷十四芎藭条引〔明〕李时珍《濒湖集简方》。

蔓荆子酒 | 可缓解久病头痛

【组成】

蔓荆子200克，黄酒或低度白酒2000毫升。

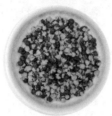

【做法】

将蔓荆子研末，用纱布包起来，缝好，放入酒中泡7日。

【用法】

每次喝温酒60毫升，每日3次。

【出处】

《本草纲目》卷三十六蔓荆条引〔唐〕孙思邈《千金方》。

杨梅吹鼻 | 缓解头痛效果好

【组成】

干杨梅。

【做法】

将杨梅研末。

【用法】

将药末放在纸上，卷成管形，吹入病人鼻孔中。

【出处】

《本草纲目》卷三十杨梅条。

【专家提示】

吹入鼻孔后，使得病人打喷嚏才有较好效果。

大蒜汁滴鼻液 |

可治疗顽固性头痛

【组成】

生大蒜。

【做法】

将生大蒜压榨取汁，装在瓶中。

【用法】

仰卧，用大蒜汁滴鼻。

【出处】

《本草纲目》卷三十六葫条引《易简方》。

谷精草饼 | 可缓解偏头痛

【组成】

谷精草40克，白面若干。

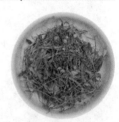

【做法】

将谷精草研末。

【用法】

谷精草末与白面调成糊状，摊在纸片上，头痛时贴在痛处，待干后更换新的。

【出处】

《本草纲目》卷十六谷精草条引《集验方》。

萝卜汁滴鼻液 |

止偏头痛发作有奇效

【组成】

生萝卜1个。

【做法】

将生萝卜压榨取汁5毫升。

【用法】

仰卧，取萝卜汁滴鼻，左侧头痛滴右鼻孔，右侧头痛滴左鼻孔。

【出处】

《本草纲目》卷二十六莱菔条引《如宜方》。

僵蚕散

可改善各种头痛症状

【组成】

白僵蚕、高良姜各适量。

【做法】

白僵蚕、高良姜等量研末，混匀。

【用法】

每次服4克，每日2次，用茶汤送服。

【出处】

《本草纲目》卷三十九蚕条。

【专家提示】

最好睡前服药。

【专家课堂】

　　头痛的患者首先要注意休息、保持心情舒畅。环境嘈杂、情绪焦虑和紧张都会诱发头痛，所以保持环境安静，光线不宜过强，并有意识地深呼吸，这些可以有效的缓解头痛症状。其次，各类头痛患者都应该戒烟、戒酒。平时应该注意随着天气变化增减衣物，饮食清淡，积极参加体育锻炼以增强体质。此外，肩颈部长时间保持紧张，颈椎出现不适的话，很容易造成头痛，所以要注意预防和矫正各种不良姿势。洗头需待发干后，才能睡觉。

二、

【眩晕】

　　眩晕是临床常见的症状，眩是指眼花或眼前发黑，晕是指头晕或感觉自身或外界景物旋转。二者常同时并见，所以统称为"眩晕"。眩晕症轻者闭目即可，重者如坐车船，旋转不定，不能站立，有的还会有恶心、呕吐、出汗，甚至昏倒等症状。眩晕可因很多因素引起，如忧郁恼怒、年高肾亏、病后体虚、饮食不节、跌打外伤等。

　　"眩晕为中风之渐"，对于眩晕的患者，如不及时治疗很容易引起中风。若眩晕突发，过马路、旅游登山等正常活动也变得很危险。当您感到眩晕时，可以试试下面的方法哦！

苍耳叶散
可治疗受风邪所致的头晕症状

【组成】
苍耳叶适量。

【做法】
将苍耳叶晒干，研磨成末。

【用法】
每次4克，每日3次，用酒送服。

【出处】
《本草纲目》卷十五枲耳条引《杨氏经验方》。

【专家提示】
如果病人不能服药后呕吐，可用蜂蜜将粉末调匀，制成如梧桐子大小的药丸，每次服20丸。此药一般服用10日可明显改善症状，不可长期、大量服用。

薯蓣酒
可改善眩晕伴神疲乏力、食欲不振、腰膝、耳鸣等症状

【组成】
山药（即薯蓣）。

【做法】
将山药做成粉，加上酒曲和米，酿成酒。

【用法】
每日饮酒20~30毫升。

【出处】
《本草纲目》卷二十五附诸药酒条。

【专家提示】
也可不做酒，而将山药与等量的山茱萸、五味子、人参共浸泡在酒中，每次煮后饮用。

白术神曲丸

可治疗长年眩晕发作、四肢虚弱无力等症状

【组成】

白术、神曲等量。

【做法】

将两药捣碎，筛出细末，将细末用酒调后，制成如梧桐子大小的药丸。

【用法】

每次服20丸，每日3次。

【出处】

《本草纲目》卷十二术条引〔唐〕王焘《外台秘要》。

【专家提示】

服药期间，不能吃菘菜、桃、李、青鱼等食物。

川芎天麻丸

对眩晕伴有头晕、头多怕风、胸闷多痰者尤为适合

【组成】

川芎400克，天麻100克。

【做法】

将两药研末，用蜂蜜调制成如弹子大小的药丸。

【用法】

每次嚼1丸，用清茶送服。

【出处】

《本草纲目》卷十四芎藭条引刘河间《宣明方》。

【专家提示】

1个弹子丸大约为16个梧桐子丸大小。

芎槐散

【组成】

川芎、槐子各40克。

【做法】

将两药研末，混匀。

【用法】

每次10克，用茶送服。

【出处】

《本草纲目》卷十四芎藭条引张洁古《保命集》。

【专家提示】

胸闷不适时，可用水煎过后服用。

三香散

【组成】

零陵香、藿香叶、香附等量。

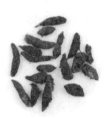

【做法】

以上组成研磨成末。

【用法】

用清茶送服10克，每日3次。

【出处】

《本草纲目》卷十四熏草、零陵香条引〔南宋〕许叔微《本事方》。

都梁丸

可改善产前产后感风寒或产后失血过多引起的眩晕头痛

【组成】

香白芷。

【做法】

将香白芷洗后晒干、研末，用蜂蜜调制成如梧桐子大小的药丸。

【用法】

每次嚼1丸，用清茶或荆芥汤送服。

【出处】

《本草纲目》卷十四白芷条发明引〔南宋〕王璆《百一选方》。

蝉蜕定眩散

可治疗各种眩晕症状

【组成】

蝉蜕（即蝉壳）40克。

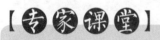

【做法】

将蝉蜕微炒，研末。

【用法】

发作时服4克，用温酒或开水送服。

【出处】

《本草纲目》卷四十一蝉蜕条引〔宋〕《圣惠方》。

将军散

可缓解眩晕难忍的症状

【组成】

酒大黄适量。

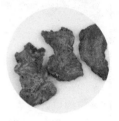

【做法】

将大黄用酒拌炒，再研磨成末。

【用法】

用清茶送服10克。

【出处】

《本草纲目》卷十七大黄条引《丹溪纂要》。

【专家提示】

此方仅可用于缓解症状，不可久服。

茯苓酒

可缓解长期体虚所致的眩晕

【组成】

茯苓粉适量。

【做法】

同曲、米酿酒饮之。

【用法】

平时经常饮用。

【出处】

《本草纲目》卷二十五附诸药酒条。

【专家课堂】

眩晕发病后要及时治疗，注意休息，严重者应该卧床休息；注意饮食清淡，保持情绪稳定，避免突然、剧烈的体位改变和头颈部运动，以防加重眩晕症状，或发生晕倒。发生过眩晕的病人，在眩晕控制住时，也不宜单独外出，同时要避免剧烈体力活动，避免高空等危险作业。

三、

【失眠】

失眠是以经常得不到良好的睡眠为特征，表现为睡眠时间不足，深度不够；或入睡困难，往往半夜才能入睡；或睡得不安宁，容易惊醒，常常有恶梦；或可以入睡，但是常常半夜醒后无法再入睡，严重者整夜不能入睡。生活压力大、工作节奏快、熬夜、生气、忧思、饮食不规律，或者病后、年迈体虚等因素都会导致失眠。

失眠虽不属于危重疾病，但会妨碍人们正常生活、工作、学习和健康。长期服用安眠药容易形成依赖，引起其他疾病。让古老的小验方来帮您摆脱失眠的困扰吧!

枣葱汤 | 可改善失眠烦躁、闷闷不乐的症状

【组成】
大枣 14 枚，
葱白 7 根。

【做法】
将以上组成加
水 600 毫升，
煮成 200 毫升。

【用法】
睡前 2 小时全部服下。

【出处】
《本草纲目》卷二十九枣条引〔唐〕孙思邈《千金方》。

枣仁竹叶散 | 可缓解失眠、心慌、心悸等症状

【组成】
酸枣仁 40 克，
竹叶适量。

【做法】
将酸枣仁炒香，
捣烂成散状；
竹叶煎煮 30 分钟左右或泡水。

【用法】
用竹叶汤送服酸枣仁散。

【出处】
《本草纲目》卷三十六酸枣条引〔宋〕《圣惠方》。

第三章 调治神经及精神系统病症的偏方

枣仁地黄粥

【组成】

酸枣仁 80 克，粳米 400 克，地黄汁 70 毫升。

【做法】

先将酸枣仁加入 670 毫升水，充分研磨取其汁；然后加入粳米煮粥，等粥熟了之后加入地黄汁再煮开。

【用法】

睡前 1 小时服粥。

【出处】

《本草纲目》卷三十六酸枣条引〔宋〕《太平圣惠方》。

干姜散

【组成】

干姜适量。

【做法】

将干姜研磨成末。

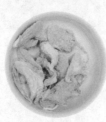

【用法】

用开水送服 10 克，待微微汗出即可。

【出处】

《本草纲目》卷二十六干姜条引〔唐〕孙思邈《千金方》。

灯草汤

【组成】

灯草适量。

【做法】

将灯草加水煎取汁。

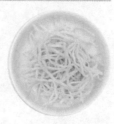

【用法】

每日把灯草汤当茶来喝。

【出处】

《本草纲目》卷十五灯心草条引〔明〕李时珍《濒湖集简方》。

黄连散

【组成】

黄连适量。

【做法】

将黄连研磨成末。

【用法】

用饭汤送服 4 克。

【出处】

《本草纲目》卷十三黄连引〔宋〕陈自明《妇人良方》。

归脾汤

【组成】

龙眼肉、酸枣仁、炙黄芪、炒白术、茯神各 40 克，木香、人参各 20 克，炙甘草 10 克。

【做法】

将上述药切碎研末。另用 3 片姜、1 枚枣加 2 杯水煮成 1 杯姜枣水。

【用法】

每次用姜枣水送服 20 克。

【出处】

《本草纲目》卷二十一龙眼条引〔南宋〕严用和《济生方》。

酸枣仁汤

可缓解失眠心悸、虚烦不安、夜间盗汗等症状

【组成】

酸枣仁、茯苓各15克，知母、川芎各10克，干姜、炙甘草各6克。

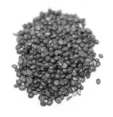

【做法】

先加水2000毫升煮酸枣仁，大约煮到1400毫升时加入其他药，最后煮至600毫升。

【用法】

乘热服用，分3次服用。

【出处】

《本草纲目》卷二十六酸枣条引〔宋〕苏颂《图经本草》。

【专家课堂】

对于失眠的治疗，应从心理调节和睡眠习惯两方面进行。积极进行情绪调整，克服过度紧张、兴奋、抑郁等不良的情绪，尽量以放松的心态对待睡眠，其次要养成良好的睡眠习惯，养成定时睡觉的习惯。中医认为"胃不和则卧不安"，晚饭吃太饱会影响睡眠，因此要避免晚饭过量，更不能饮用浓茶、咖啡或者吸烟等。另外，要保证安静的睡眠环境，床铺舒适，噪音少，去除影响睡眠的外在因素。

第三章 调治神经及精神系统病症的偏方

【神经衰弱】

神经衰弱是指大脑由于长期的情绪紧张和精神压力，造成精神活动能力减弱，其主要特征是精神易兴奋和脑力易疲劳，睡眠障碍，记忆力减退，头痛等，伴有各种躯体不适等症状。西医认为是超负荷的体力或脑力劳动引起大脑皮层兴奋和抑制功能紊乱，而产生神经衰弱综合征。中医认为七情，即喜、怒、忧、思、悲、恐、惊等情感会诱发神经衰弱。

随着病情的发展，神经衰弱的危害逐渐扩散到循环、消化、内分泌、代谢及生殖等多个系统，使其出现功能失调的症状，这些危害反过来又会影响神经衰落病情的发展，以致形成恶性循环。所以应当正确对待神经衰弱，引起足够重视且尽早进行治疗。

菖蒲散　对神经衰弱引起的健忘有较好疗效

【组成】
石菖蒲适量。

【做法】
将石菖蒲研末。

【用法】
用酒送服。

【专家提示】
酒服菖蒲粉还有解酒的作用。古人常在饮酒前服用，以提升酒量。

【出处】
《本草纲目》卷十九菖蒲条引〔唐〕孙思邈《千金方》。

朱雀丸　可缓解心神不定、恍惚健忘的症状

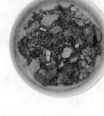

【组成】
茯神80克，沉香20克。

【做法】
将以上组成研末，用蜂蜜调匀，制成小豆大小丸。

【用法】
每服30丸，用人参汤送服。

【出处】
《本草纲目》卷三十七茯苓条引〔南宋〕王璆《百一选方》。

远志散

可缓解记忆力减退的症状

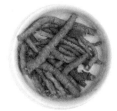

【组成】

远志适量。

【做法】

将远志研末。

【用法】

用水送服。

【出处】

《本草纲目》卷十二远志条引〔晋〕葛洪《肘后方》。

【专家课堂】

　　神经衰弱多见于脑力劳动者，经常参加体力劳动和体育运动能促进和改善全身的血液循环，加快新陈代谢，使大脑得到充分的营养物质和氧气，有助于消除疲劳，恢复正常功能。神经衰弱者还要注意调整饮食结构，可多食红枣、桂圆、天麻、核桃、五味子等食物。常吃新鲜葡萄，对神经衰弱和过度疲劳有较好的辅助治疗作用。此外，还要改善工作、学习环境，放松心情，减少刺激。

五、

【抑郁症】

抑郁症是一种常见的心境障碍，可由各种原因引起，典型的表现包括情绪低落、思维迟缓、意志活动减退，另外一些患者会以躯体症状表现为主。多数病例有反复发作的倾向，每次发作后大多数可以缓解，部分可有残留症状或转为慢性。

抑郁症严重困扰患者的生活和工作，给家庭和社会带来沉重的负担，约 15% 的抑郁症患者死于自杀。世界卫生组织、世界银行和哈佛大学的一项联合研究表明，抑郁症已经成为中国疾病负担的第二大疾病。

生地酒 | 可治疗产后烦闷

【组成】
生地黄汁、清酒各 200 毫升。

【做法】
二者混合煮沸。

【用法】
分两次服用。

【出处】
《本草纲目》卷十六地黄条引《集验方》。

抑气散 | 可改善产后抑郁症引起的各种症状

【组成】
香附子 160 克，炒茯苓、炙甘草各 40 克，橘红 80 克。

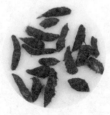

【做法】
将以上组成研末，混匀。

【用法】
每次热水送服 10 克。

【出处】
《本草纲目》卷十四莎草、香附子条引〔南宋〕严用和《济生方》。

栀子茶 |

可缓解闷闷不乐、痰多烦热、头痛、头晕等症状

【组成】
茶芽、栀子各 40 克。

【做法】
二者加水煎成浓汁 1 碗。

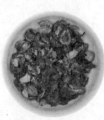

【用法】
水煎服。

【出处】
《本草纲目》卷三十二茗条引《摘玄方》。

白凤汤 | 可改善情绪低落、忧虑多思的症状

【组成】

白公鸡1只。

【做法】

将白公鸡加水和适当的调料煮食。

【用法】

喝汤、吃鸡肉。也可以做鸡肉粥食。

【出处】

《本草纲目》卷四十八鸡条引〔唐〕昝殷《食医心镜》。

生藕饮 | 可改善产后心情烦闷、口干、腹痛等症状

【组成】

生藕适量。

【做法】

将生藕加水榨成汁，取600毫升。

【用法】

每日分2~3次服。

【出处】

《本草纲目》卷三十三莲藕条引〔隋〕《梅师集验方》。

甘麦大枣汤 | 可治疗精神恍惚、悲伤欲哭等症状

【组成】

大枣10枚，小麦15克，甘草30克。

【做法】

将以上组成水煎取汁。

【用法】

乘热服。

【出处】

《本草纲目》卷二十九枣条引《金匮》。

紫河车散 | 可改善抑郁患者身体虚弱等各种症状

【组成】

紫河车3~5克。

【做法】

将紫河车研末。

【用法】

用热水送服。

【出处】

《本草纲目》卷五十二人胞条引《刘氏经验方》。

【专家课堂】

抑郁症主要是由精神因素引起，精神治疗对于本证具有重要意义。努力解除致病因素，使病人正确认识和对待自己的疾病，增强治愈的信心，保持心情愉悦，避免不良的精神刺激，对促进疾病的好转乃至痊愈都甚有裨益。

【癫痫】

癫痫，俗称羊痫风、羊角风，是一种反复发作性神志异常的病症。典型发作时突然昏倒，不省人事，全身肌肉强直，四肢抽搐，口吐白沫（如舌被咬破出现血沫），两目上视或口中怪叫，有时或仅有突然呆木，两眼瞪视，呼之不应，或头部下垂，腹软无力，面色苍白等。局限性发作可见多种形式，如口、眼、手等局部抽搐而无突然昏倒，或凝视，或语言障碍，或无意识动作等。多数在数秒至数分钟即止，发作前可有眩晕、胸闷等先兆症状。

任何年龄和性别都可发病，但多见于儿童期、青春期或青年期，可有家族史，常常由惊恐、劳累等诱发。所以可以尝试下面的偏方以备不时之需。

蜂房汤 可治疗小儿癫痫突然发作

【组成】

大蜂房1枚。

【做法】

大蜂房加水600毫升，煎煮成浓汁。

【用法】

浓汁沐浴，每日3~4次。

【出处】

《本草纲目》卷三十九露蜂房条引〔唐〕孙思邈《千金方》。

化痰丸 可治疗癫痫较多的症状

【组成】

生白矾40克，细茶20克。

【做法】

将以上组成研磨成末，用蜂蜜调，制成梧桐子丸大小。

【用法】

用茶水送服，小儿每次10丸，大人每次50丸。

【出处】

《本草纲目》卷十一矾石条引邓笔峰《卫生杂兴》。

炙鳖甲散 对小儿癫痫有较好疗效

【组成】

炙鳖甲4克。

【做法】

将炙鳖甲研磨成末。

【用法】

每日2次，每次服4克，乳汁送服。

【出处】

《本草纲目》卷四十五鳖条引《子母录》。

钩藤止痛饮

可缓解癫痫突然发作时的症状

【组成】

钩藤、炙甘草各 10 克。

【做法】

将以上组成加
水 350 毫升，
煮至 150 毫升。

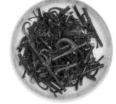

【用法】

白天服 5 次，夜间服 3 次，每次服
用加枣 1 枚。

【出处】

《本草纲目》卷十八钩藤条引〔宋〕
《圣惠方》。

玉竹汤

可治疗小儿癫痫发作
后发热、水肿等症状

【组成】

玉竹、冬葵子、龙胆草、茯苓、前胡
各等量。

【做法】

将以上组成研
磨成末。

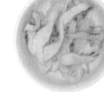

【用法】

每次服 4 克，热水送服。

【出处】

《本草纲目》卷十二萎蕤条引〔宋〕
《圣济总录》。

丹参摩膏

可缓解小儿癫
痫发热症状

【组成】

丹参、雷丸各 20 克，猪膏（即熟猪油）
80 克。

【做法】

将以上组成水
煎取汁收存。

【用法】

每次用来摩于
病儿身上，每日 2 次。

【出处】

《本草纲目》卷十三丹参条引〔唐〕
孙思邈《千金方》。

山慈菇散

可改善癫痫发作前眩晕头昏、胸闷
痰多等症状

【组成】

山慈菇。

【做法】

用茶清研成泥。

【用法】

中午时用茶送服，卧床休息，至吐出
痰即可，否则继续用热茶送服。

【出处】

《本草纲目》卷十三山慈菇条引〔明〕
方贤《奇效良方》。

【专家课堂】

　　癫痫的患者必须加强护理，预防意外。对于昏倒抽搐的病人，有假牙的
应立即取下，并用柔软的东西如毛巾、纱布等放入病人口中，防止咬伤唇舌。
休止期患者，应当预防再次发作，不宜驾车、骑车，不宜高空、水上作业，
避免脑外伤。患者平时饮食要清淡，注意排痰及口腔卫生，保持精神愉快，
作息正常，排便通畅等。

第三章　调治神经及精神系统病症的偏方

七、

───【坐骨神经痛】───

　　坐骨神经痛是指坐骨神经通路及其分布区域的疼痛，即在臀部大腿后侧、小腿后外侧和足外侧的疼痛。本病是常见病，好发于青壮年男性，体力劳动者发病率高，多单侧。起病通常急骤，但也有缓慢的。按病因分为原发性和继发性两种，前者即坐骨神经炎，很少见，往往与体内感染源有关；继发性坐骨神经痛，最常见的病因是腰椎间盘脱出，还有椎管狭窄、肿瘤、结核、妊娠子宫压迫、蛛网膜炎等。若疼痛反复发作，日久会出现患侧下肢肌肉萎缩，或出现跛行。防治此病，不妨向老祖宗讨教几招吧。

半夏麻辛散

可治疗腰、腿疼痛症状

【组成】
天麻、半夏、细辛各80克。

【做法】
将上述药物等分，分别放入两个布袋中，混匀，蒸热。

【用法】
两袋交替地热敷于痛处，直至出汗，数日后再热敷。

【出处】
《本草纲目》卷十二赤箭、天麻条引〔明〕胡濙《卫生易简方》。

【专家提示】
也可用毛巾包裹药物，蒸热程度根据个体耐受情况而定，避免烫伤。

草薢散

可缓解腰部、下肢疼痛、乏力、行走站立不稳等症状

【组成】
草薢250克，杜仲80克。

【做法】
将以上组成研成粉末。

【用法】
每日早晨取6克，用温酒送服。

【出处】
《本草纲目》卷十八草薢条引唐德宗《贞元广利方》。

【专家提示】
服药期间不能吃牛肉。

甜瓜子散 可缓解腰部及腿部疼痛症状

【组成】

甜瓜子120克。

【做法】

将甜瓜子放入适量酒中浸泡10日，取出研成粉末。

【用法】

每次取12克，空腹时用酒送服，每日3次。

【出处】

《本草纲目》卷三十三甜瓜条引〔明〕朱权《寿域神方》。

威灵仙散 可改善腰部疼痛连脚膝症状

【组成】

威灵仙适量。

【做法】

将威灵仙研成粉末。

【用法】

取4克，空腹时用温酒送服。

【出处】

《本草纲目》卷十八威灵仙条引〔唐〕孙思邈《千金方》。

【专家提示】

出现轻微腹泻时即停用。

延胡归心散 可治疗腰膝冷痛的症状

【组成】

延胡索、当归、桂心各等量。

【做法】

将上述药物研

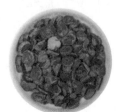

成粉末。

【用法】

每次取16克，用温酒送服，可经常服用，至疼痛消失为止。

【出处】

《本草纲目》卷十三延胡索条。

巨胜酒 可改善腰腿部疼痛、酸软无力的症状

【组成】

黑芝麻、薏苡仁各2000毫升，生地黄300克。

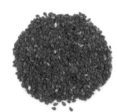

【做法】

先将黑芝麻炒至有香味，然后将黑芝麻、薏苡仁、生地黄一起用布袋装好，放入适量酒中浸泡。

【用法】

饮酒即可。

【出处】

《本草纲目》卷二十五酒条。

龙胆散 可改善双下肢疼痛的症状

【组成】

龙胆根适量。

【做法】

将龙胆根切细，用生姜汁浸泡一夜，焙干，研末。

【用法】

每次取1茶匙，用温水送服。

【出处】

《本草纲目》卷十三龙胆条引《删繁方》。

菟丝牛膝丸

可治疗腰腿疼痛、麻木无力的症状

【组成】

菟丝子40克，牛膝80克。

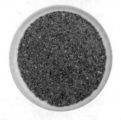

【做法】

将两药用酒泡过，取出晾干，研为末。用泡过药的酒调药成梧桐子大小的丸状。

【用法】

每次服20-30丸，空腹用酒送服。

【出处】

《本草纲目》卷十八菟丝子条引《经验后方》。

胡芦巴丸

可改善腰膝疼痛、行走无力等症状

【组成】

胡芦巴、补骨脂（炒香）各160克，木瓜1个。

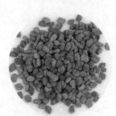

【做法】

将胡芦巴用酒浸泡一夜，取出晾干，与补骨脂一同研为末。以木瓜切顶去瓤，把药塞在里面，用牙签把顶固定住，蒸烂，捣成梧桐子大小丸状。

【用法】

每次服70丸，空腹用温酒送服。

【出处】

《本草纲目》卷十五胡芦巴条引《杨氏家藏方》。

山楂鹿茸丸

可治疗老人腿疼痛

【组成】

山楂、炙鹿茸等量。

【做法】

将两药研末，用蜂蜜调匀，制成梧桐子大小丸状。

【用法】

每次服70丸，每日两次。

【出处】

《本草纲目》卷三十山楂条。

【专家课堂】

预防和治疗坐骨神经痛，正确的姿势很重要。站立时，头部向前，背部应该挺直。均匀分配两脚重力，保持腿部直立。坐着时腰背部应该有支撑，背部保持伸直状态，臀部略高于膝部，脚应该平放于地面，让脊椎下部自然弯曲，神经活动有充足空间。此外，治疗期间应注意休息，避免剧烈的运动，可适当做伸展运动来减少疼痛和预防坐骨神经痛，但应因人而异，以不过度劳累为度。

【面神经麻痹】

　　面神经麻痹，俗称面瘫，通常是指由各种原因引起的面神经异常，主要表现为面部动作不灵，以口眼歪斜为主要特征，是一种常见病。面神经麻痹可分为周围型和中枢型。周围型面神经麻痹多见于青年人，多有明显的受凉史，春季发病率高，尤其是酒醉后晨起发病，起病急；中枢型面神经麻痹多见于中老年人，患者多有脑病或颈椎病史。面瘫影响日常活动，下面介绍几个偏方，赶快试试吧！

牵正散　可治疗风痰阻络引起的面瘫

【组成】

白附子、白僵蚕、全蝎等量。

【做法】

将以上组成研末。

【用法】

每次 10 克（以上 3 味药共 10 克），用热酒送服。

【出处】

《本草纲目》卷十七白附子条引〔南宋〕杨倓《杨氏家藏方》。

【专家提示】

附子和全蝎有一定毒性，用量需谨慎。本方适用于痰湿体质，因吹风引起的面瘫。对于平时身体虚弱或瘀血较重的患者应该慎用。

天南星饼　可改善面瘫症状

【组成】

天南星适量。

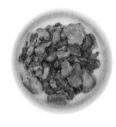

【做法】

将天南星研末，用生姜汁调成糊。

【用法】

口眼歪向右的，贴在左侧面部；口眼歪向左的，贴在右侧面部。

【出处】

《本草纲目》卷十七虎掌、天南星条引《仁存方》。

乳香熏面 | 可改善各种面瘫症状

【组成】
乳香适量。

【做法】
将乳香烧烟。

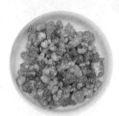

【用法】
熏面部。

【出处】
《本草纲目》卷三十四熏陆香条引《证治要诀》。

茱萸姜豉酒 | 可治疗口瘫不能说话的症状

【组成】
吴茱萸10克，姜豉15克，清酒1000毫升。

【做法】
将以上组成混合在一起煎煮。

【用法】
每次100毫升，每日服3次。

【出处】
《本草纲目》卷三十二吴茱萸条引〔唐〕孟诜《食疗本草》。

瓜蒌饼 | 可缓解口眼歪斜

【组成】
瓜蒌、大麦面各适量。

【做法】
将瓜蒌榨汁，和大麦面做成饼。

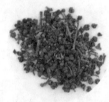

【用法】
将面饼烤温后敷在脸上。

【出处】
《本草纲目》卷十八栝楼条引〔宋〕《圣惠方》。

桂枝酒 | 可治疗中风后口眼歪斜

【组成】
桂枝适量。

【做法】
将桂枝加酒煮，取其汁。

【用法】
用布蘸汁贴在脸上，向右歪则贴左脸，反之贴右脸。

【出处】
《本草纲目》卷三十四桂条引〔唐〕孙思邈《千金方》。

【专家课堂】

　　面瘫患者在服药期间，忌食辛辣刺激食物，如白酒、大蒜、海鲜、浓茶、麻辣火锅等。要多食新鲜蔬菜、粗粮、黄豆制品、大枣、瘦肉等。还要多做功能性锻炼，如抬眉、鼓气、双眼紧闭、张大嘴等。面部应避免风寒，可用毛巾热敷脸，每晚3~4次，勿用冷水洗脸，遇到寒冷天气时，需要注意头部保暖，必要时应戴口罩、面罩。因为患病时眼睑闭合不全，灰尘容易侵入，每日最好滴眼药水2~3次，以预防感染。

本草纲目 奇效偏方大全

九、

【脑卒中】

　　脑卒中俗称中风，是以突然昏倒、不省人事、半身不遂、口眼歪斜、语言不利为主症的病症。病轻者可无突然昏倒，而仅见半身不遂、口眼歪斜等症状。一般是在脑血管损伤的基础上，因烦劳、恼怒、醉饱无常、气候改变等触发引起。

　　中风发病 6 个月以后，往往遗留程度不同的偏瘫、麻木、言语謇涩不利、口舌歪斜、痴呆等症状。对于中风轻症或中风后遗症，可以试试下面的偏方。

竹沥饮 | 可治疗产后中风症状

【组成】

竹沥。

【做法】

取竹沥 100~200 毫升。

【用法】

发作时即可服用。

【出处】

《本草纲目》卷三十七竹条引〔隋〕《梅师集验方》。

交加散 |

可改善产后中风、胁不能转、半身不遂等症状

【组成】

生地黄、生姜各 200 克。

【做法】

先将生地黄和

生姜各一半，研汁。然后将另一半生地黄浸泡在生姜汁中一夜，另一半生姜浸泡在生地黄汁中一夜。将二者各自炒黄后再研成细末。

【用法】

用酒送服 1 克。

【出处】

《本草纲目》卷十六地黄条引〔南宋〕严用和《济生方》。

竹沥姜汁 | 可缓解各种中风轻症

【组成】

竹沥、生姜汁等量。

【做法】

将竹沥、生姜汁混合。

【用法】

每次口服 50 克。

【出处】

《本草纲目》卷三十七竹条引〔唐〕孙思邈《千金方》。

仙灵脾酒 可改善中风半身不遂症状

【组成】

仙灵脾 60 克，白酒 1000 毫升。

【做法】

将仙灵脾洗净，装入纱布袋中，放入酒中浸泡，3 日后取出。

【用法】

每次 10~30 毫升，每日 1 次，睡前服用。

【出处】

《本草纲目》卷二十五附诸药酒条引〔宋〕《圣惠方》。

槐皮汤 可治疗中风身体偏直不得屈伸的症状

【组成】

槐皮 100 克。

【做法】

用酒或水 1200 毫升煮槐皮，煮取 400 毫升。

【用法】

少量服用即可。

【出处】

《本草纲目》卷三十五槐条引〔晋〕葛洪《肘后方》。

【专家提示】

槐皮选黄白的部分效果比较好。

桂枝酒 可治疗中风后口眼歪斜

【组成】

桂枝适量。

【做法】

桂枝加酒煮，取药汁。

【用法】

用布蘸汁贴在脸上，口眼右歪贴左脸，反之贴右脸。

【出处】

《本草纲目》卷三十四桂条引〔唐〕孙思邈《千金方》。

大豆饮 可治疗中风后失声

【组成】

大豆适量。

【做法】

大豆加水煮汁，熬得像糖浆一样浓稠。

【用法】

先含在口中，然后喝掉豆汁。

【出处】

《本草纲目》卷二十四大豆条引〔晋〕葛洪《肘后方》。

芥菜子膏

可改善牙关紧闭、口不能张、舌根萎缩等症状

【组成】

芥菜子 50 克。

【做法】

将芥菜子研末，加入约两倍的醋，熬成糊状。

【用法】

将芥菜子膏在纸上涂匀，敷贴在两侧脸颊。

【出处】

《本草纲目》卷二十六芥条引〔宋〕《圣惠方》。

乌鸡汤

可缓解老人中风后烦热、语言不利

【组成】

乌公鸡 1 只，葱白 1 把。

【做法】

将以上组成加火麻仁汁及调料熬汤。

【用法】

空腹服用，乌鸡及汤等均可食用。

【出处】

《本草纲目》卷四十八鸡条引〔宋〕陈直《奉亲养老书》。

羊肚汤

可改善中风恢复期身体虚弱的各种症状

【组成】

羊肚 1 个，粳米 400 克，花椒、生姜、豆豉、葱各适量。

【做法】

将米与花椒、生姜、豆豉、葱拌匀，可酌情加调料，放入羊肚内煮熟。

【用法】

空腹服用，羊肚及汤等均可食用。

【出处】

《本草纲目》卷五十羊条引〔元〕忽思慧《饮膳正要》。

【专家课堂】

脑卒中是严重危害人类健康和生命安全的常见难治性疾病，中医将其列为"风、痨、臌、膈"四大疑难病之首，存在着明显的三高（发病率高、致残率高、死亡率高）现象，所以疾病的预防意义大于治疗。平常生活中，应及时治疗可能引起中风的疾病，如动脉硬化、糖尿病、冠心病、高脂血症、肥胖症、颈椎病等。并且消除中风的诱发因素，如情绪波动、过度疲劳、用力过猛等。时刻重视中风的先兆征象，如头晕、头痛、肢体麻木、昏沉嗜睡、性格反常等。一旦小中风发作，应及时到医院诊治。中风发作之后，也要加强护理，及时清除痰涎，加强肢体被动活动，进行各种训练等。

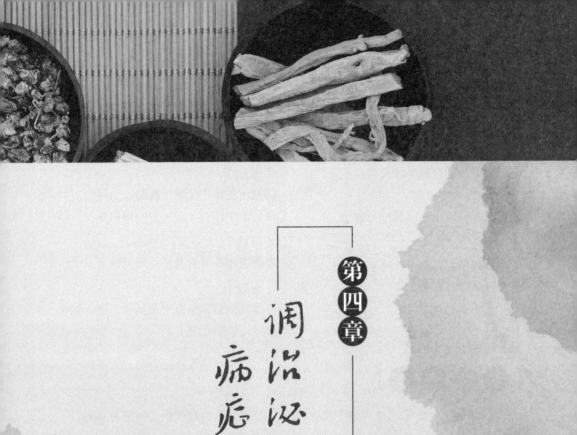

第四章

调治泌尿系统病症的偏方

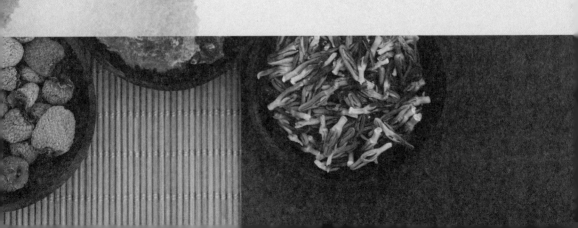

【肾炎】

肾炎是肾脏疾病最常见的类型之一，主要表现为血尿、蛋白尿、高血压、水肿等症状，因为水肿是此病较典型的症状，所以古代老中医所描述的"水肿病"就包括了肾炎。不同原因引起的水肿往往有着不同的发病特点，一般而言，肾炎的患者多是早晨起床时发现眼睑和颜面水肿，以后才慢慢发展成全身的水肿。

大多数的肾炎经过及时治疗都可以很快痊愈，但如果不能及时就医或者失治误治，肾炎往往会由急性转变成慢性，最后发展成肾衰竭，病人的生活质量将会严重下降。而不管是对新发病的肾炎还是慢性的肾炎，中医都有着公认的疗效。

禹功散 | 可治疗水肿初起伴有大小便不通者

【组成】

黑牵牛子 160 克，茴香 40 克。

【做法】

将以上 2 种药放入热锅中炒熟，取出磨成细末，存入洁净的容器中备用。

【用法】

每次服 4~8 克，用姜汤送服。

【出处】

《本草纲目》卷十八牵牛子条引〔金〕张子和《儒门事亲》。

【专家提示】

牵牛子，味苦，性寒，有小毒。炒后毒性降低，药性缓和，所以炒制是绝对不可忽略的步骤。孕妇及气虚脾虚者忌服。

赤小豆煮鲤鱼 |

对水肿伴有小便不通者尤为适合

【组成】

鲤鱼 1 条，赤小豆 500 克。

【做法】

将赤小豆与鲤鱼同放入锅内，加水 4000 毫升清炖至赤小豆烂透为止。

【用法】

将煮熟的赤小豆、鱼肉及汤分次吃完，每日或隔日 1 剂。

【出处】

《本草纲目》卷四十四鲤鱼条引〔唐〕王焘《外台秘要》。

【专家提示】

鲤鱼有补脾健胃、利水消肿、通乳的作用，对孕妇胎动不安、妊娠水肿也有很好的治疗效果。

冬瓜汁 | 可治疗水肿急症

【组成】

冬瓜 300 克，柠檬适量。

【做法】

用盐搓洗冬瓜皮，然后用水冲洗干净，将冬瓜带皮带瓤和籽一起切成小块，加水用搅拌机打碎即可。亦可加入适量柠檬调味。

【用法】

以上榨出的冬瓜汁新鲜时饮用。

【出处】

《本草纲目》卷二十八冬瓜条引〔唐〕李绛《兵部手集方》。

【专家提示】

冬瓜内含蛋白质和大量维生素与矿物质。除治疗水肿外，还有降血压、降血糖、护肾保肝、美白、减肥降脂等作用，乃是食疗养生的绝佳食材。但其性寒凉，脾胃虚寒易泄泻者慎用；久病与阳虚肢冷者忌食。

牛蒡子散

可缓解急性肾小球肾炎全身水肿的症状

【组成】

牛蒡子 80 克。

【做法】

将牛蒡子炒后研成粉末。

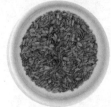

【用法】

每次取 8 克，用温开水冲服，每日 3 次。

【出处】

《本草纲目》卷十五恶实条引〔宋〕《圣惠方》。

猪苓消肿散

可缓解全身水肿胀满、小便不利的症状

【组成】

猪苓 200 克。

【做法】

将猪苓研成粉末。

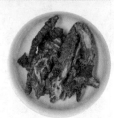

【用法】

每次取 1 克，用温开水冲服，每日 3 次。

【出处】

《本草纲目》卷三十七猪苓条引〔唐〕杨归厚《杨氏产乳集验方》。

【专家提示】

小便不利，是指尿量减少、排尿困难或小便完全闭塞不通。

羌活炒萝卜子

对水肿速起伴有发热恶寒者有一定的疗效

【组成】

羌活 100 克，萝卜子 50 克，白酒适量。

【做法】

将羌活和萝卜子放入锅内炒香，只取羌活研磨成粉，存贮备用。

【用法】

每次取 8 克，用温酒送服，每日 2 次。

【出处】

《本草纲目》卷十三独活条引许学士《本事方》。

麻子仁粥

可缓解急性肾小球肾炎腹部肿大，腰脐重着疼痛难以转身的症状

【组成】

麻子仁 330 克，粳米 40 克。

【做法】

先将麻子仁研碎，用水过滤，取药汁；再将粳米放入过滤后的汁中，煮稀粥，然后放入葱、花椒、食盐和豆豉。

【用法】

空腹时喝粥即可。

【出处】

《本草纲目》卷二十三大麻条引〔唐〕咎殷《食医心镜》。

苍耳子葶苈子散

可治疗腹部肿满伴小便不利

【组成】

苍耳子、葶苈子各 200 克。

【做法】

将苍耳子烧灰，葶苈子研末，放在一起，混匀。

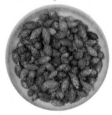

【用法】

每次取 8 克，用温水送服，每日 2 次。

【出处】

《本草纲目》卷十五枲耳条引〔唐〕孙思邈《千金方》。

乌豆散 可治疗头面及身体水肿

【组成】

乌豆 100 克。

【做法】

将乌豆放入适量水中，煮至皮干，然后研磨为粉，存贮备用。

【用法】

取以上磨成粉的乌豆 8 克，用米汤送服。

【出处】

《本草纲目》卷二十四大豆条引〔南宋〕王璆《百一选方》。

荷叶心藁本煎

可治疗足膝水肿

【组成】

荷叶心、藁本各 100 克。

【做法】

将以上 2 种药放入适量水中煎煮取汁。

【用法】

用药汤洗脚，每日 1 次。

【出处】

《本草纲目》卷三十三莲藕条引《永类方》。

白茅根煮小豆

可治疗体虚水肿者

【组成】

白茅根 1 把，赤小豆 600 克。

【做法】

将白茅根及赤小豆放入水中，煎煮至水干，除去其中的白茅根。

【用法】

将煮熟的赤小豆食用。

【出处】

《本草纲目》卷十三白茅条引〔晋〕葛洪《肘后方》。

第四章 调治泌尿系统病症的偏方

醋鲤鱼 | 可减轻全身水肿症状

【组成】

大鲤鱼1条。

【做法】

将大鲤鱼放入600毫升醋中煮，直至醋被煮干。

【用法】

食鱼即可，每日1次。

【出处】

《本草纲目》卷四十四鲤鱼条引《范汪方》。

白术煎 | 可缓解双手、双脚肿胀的症状

【组成】

白术20克，
大枣3枚。

【做法】

将白术切碎，
与大枣一起用
水200毫升煎煮至水剩90%时即可。

【用法】

趁药还温热时喝完。可重复做，每日可饮3~4次。

【出处】

《本草纲目》卷十二术条引〔南宋〕许叔微《本事方》。

小豆煮公鸡 | 可减轻水肿症状

【组成】

赤小豆200克，白公鸡1只。

【做法】

将白公鸡处理干净后和赤小豆放在一起用水6000毫升煮熟。

【用法】

喝鸡汤，吃鸡肉，少量多餐。

【出处】

《本草纲目》卷四十八鸡条引〔晋〕葛洪《肘后方》。

浮萍散 | 可缓解肿胀厉害伴小便不利的症状

【组成】

浮萍适量。

【做法】

将浮萍晒干，研成粉末。

【用法】

每次取1克，用白开水送服，每日2次。

【出处】

《本草纲目》卷十九水萍条引〔宋〕《圣惠方》。

白术泽泻散

可缓解全身尤其是下肢肿胀、身体困重的症状

【组成】

白术、泽泻各40克，茯苓适量。

【做法】

将白术、泽泻研成粉末混匀。用10克茯苓单独用水煎煮取药汁。

【用法】

取粉末10克，
用茯苓煎煮的
药汁送服。

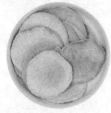

【出处】

《本草纲目》卷十九泽泻条引〔金〕刘完素《素问病机气宜保命集》。

【专家提示】

白术与泽泻也可制成药丸，再用茯苓汁送服。

豆豉汤 | 可改善从足部开始的水肿症状

【组成】

豆豉适量。

【做法】

将豆豉用水煎煮取汁，并将豆豉渣滓取出用毛巾包裹。

【用法】

饮用药汁，并将剩下的豆豉渣滓热敷于肿胀处。

【出处】

《本草纲目》卷二十五大豆豉条引〔晋〕葛洪《肘后方》。

大葱汤 | 可改善脚肿的症状

【组成】

大葱（包括茎、叶）适量。

【做法】

大葱用水煎煮。

【用法】

乘热泡脚，每日3~5次效果最妙。

【出处】

《本草纲目》卷二十六葱条引〔唐〕韦宙《独行方》。

【专家课堂】

　　肾炎患者尤其应注意平时的饮食作息，良好的生活习惯是疾病康复不可或缺的一环，所以，肾炎患者必须注意保持心情舒畅，尤其是慢性患者，应做好长期治疗的心理准备。同时要预防感染，避免感冒，以免病情反复。饮食上以低盐、低蛋白、优质饮食为主，宜戒烟酒、少喝咖啡、多饮绿茶。注意休息，发作期要多休息避免运动。恢复期可以适当做一些轻微的运动，如打太极拳等，避免剧烈运动。

【尿路结石】

尿路结石是最常见的泌尿外科疾病之一，好发于男性。根据结石所在部位的不同，分为肾结石、输尿管结石、膀胱结石、尿道结石等。虽然部位各有不同，但尿路结石大多有类似的症状：疼痛、血尿、尿频、尿急、发热、寒战，有时结石可以从尿道排出，严重影响患者的生活质量。在治疗上，对比较小的尿路结石首选以中药为首的保守疗法，在出现肾绞痛和尿路梗阻时才考虑进行手术或者体外碎石，所以很多很普通的中药方子在今天依然有着用武之地，而且往往有着意想不到的效果。

鱼脑石当归饮

可缓解小便涩痛症状

【组成】

鱼脑石 14 个，当归 15 克。

【做法】

将鱼脑石及当归研末，加水 400 毫升煮至 200 毫升。

【用法】

煎出的药汤一次饮完。

【出处】

《本草纲目》卷四十四石首鱼条引〔唐〕王焘《外台秘要》。

【专家提示】

如果没有鱼脑石，可以用鸡内金、金钱草、海金沙、滑石、冬葵子等药物代替。

二拗散

可治疗尿中砂石伴有疼痛

【组成】

胡椒、芒硝各 50 克。

【做法】

将以上 2 种药研末。

【用法】

每次取 8 克用白开水送服，每日 2 次。

【出处】

《本草纲目》卷三十二胡椒条引〔明〕朱橚《普济方》。

【专家提示】

芒硝性寒滑利，脾胃虚寒及孕妇禁用。芒硝易风化，应注意密闭，在 30℃以下保存。

本草纲目 奇效偏方大全

瞿麦子散 | 可以帮助结石排出

【组成】

瞿麦子30克。

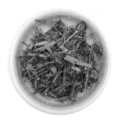

【做法】

将瞿麦子研末备用。

【用法】

取瞿麦子末1克，用白酒送服，每日3次。

【出处】

《本草纲目》卷十六瞿麦条引〔唐〕王焘《外台秘要》。

【专家提示】

瞿麦能够破血通经，所以孕妇忌服。

车前子汤 | 可以帮助结石排出

【组成】

车前子50克。

【做法】

将车前子用布包裹，加水1600毫升煮至600毫升。

【用法】

煮出药汤饮用。

【出处】

《本草纲目》卷十六车前条引〔晋〕葛洪《肘后方》。

核桃粥 | 可缓解尿中有砂石伴有的疼痛症状

【组成】

核桃仁100克，粳米适量。

【做法】

将核桃仁捣碎，和米加水煮成粥

200毫升。

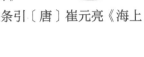

【用法】

药粥食用。

【出处】

《本草纲目》卷三十胡桃条引〔唐〕崔元亮《海上集验方》。

海浮石饮 | 可缓解尿路结石伴发的疼痛

【组成】

海浮石15克，醋600毫升。

【做法】

海浮石及醋加水2000毫升，煮至1300毫升，滤去渣滓。

【用法】

煎成的药汤等分两份，每次饮用650毫升。

【出处】

《本草纲目》卷九浮石引〔南宋〕吴彦夔《传信适用方》。

独圣散 | 可治疗尿中砂石伴有疼痛者

【组成】

黄蜀葵花40克。

【做法】

黄蜀葵花炒制后研磨成粉。

【用法】

每次取4克用米汤送服，每日2次。

【出处】

《本草纲目》卷十六黄蜀葵条引〔明〕朱橚《普济方》。

菝葜散 可治疗尿路结石导致小便不通者

【组成】

菝 葜 80 克，
地椒 15 克。

【做法】

将菝葜研末备
用，地椒水煎取汁。

【用法】

菝葜每次取 8 克用米汤送服，然后
用地椒汤外洗腰腹部。

【出处】

《本草纲目》卷十八菝葜条引〔宋〕
《圣济总录》。

瞑眩膏 可治疗尿中砂石小便不利

【组成】

萝卜 1 个，蜂蜜适量。

【做法】

萝卜切片，用蜂蜜浸泡一会，然后火

上烤干。

【用法】

每次取数片，用盐开水送服，每日
3 次。

【出处】

《本草纲目》卷二十六莱菔条引〔明〕
朱橚《普济方》。

薏苡仁饮 可减轻尿路结石伴有的剧烈疼痛

【组成】

薏苡仁 30 克。

【做法】

水煎取汁。

【用法】

分两次口服。

【出处】

《本草纲目》卷二十三薏苡条引《杨
氏经验方》。

【专家课堂】

　　尿路结石的复发率较高，因此应积极预防。多饮水和适度运动：每日饮水 2 升以上，可有效降低结石发病率，同时促进较小结石排出，但应避免饮用红茶和咖啡；饮水后适当的运动，如跳绳、体操可预防结石发生。当然，要注意不能饮用含钙过高的水。清淡饮食，减少海产品的摄入，少饮酒。对某些由其他原发病（如高尿酸血症）引起的尿路结石应积极治疗原发病。注意保持尿道卫生，防止感染诱发结石。

三、

【小便失禁、遗尿】

小便失禁是指清醒时小便不自觉地流出，或频繁要解小便，难以自制，以小儿和 50 岁以后的妇女居多，在大声咳嗽或者用力时小便就出来，给患者的工作和生活带来极大的不便。小便失禁的病因众多，治疗方法也不尽相同。中医认为小便失禁多由于脾肾不能固摄导致尿液外溢，所以往往通过补脾益肾可以取得较好的疗效。此外睡梦中的小便失禁，也称遗尿、尿床，多见于小儿，与肾或膀胱的功能失调有关，其中尤以肾气不足、膀胱虚寒为多见。本节一并介绍小便失禁和遗尿的药方。关于小儿遗尿的药方，在"儿科病症"章也有介绍。

木耳散 | 可治疗小便失禁伴尿路不畅

【组成】

木耳 50 克。

【做法】

将木耳研末。

【用法】

每次取 1 克，用温酒送服，每日 3 次。

【出处】

《本草纲目》卷二十八木耳条引〔宋〕《圣济总录》。

龙骨桑螵蛸散 |

可缓解小便失禁伴淋漓不尽的症状

【组成】

龙骨、桑螵蛸各 100 克。

【做法】

将龙骨及桑螵蛸共研末。

【用法】

每次取 8 克，用盐开水送服。

【出处】

《本草纲目》卷四十三龙条引〔隋〕《梅师集验方》。

鸡内金 | 可治疗小便失禁

【组成】

鸡膍胵（即鸡内金）、鸡肠各 1 副。

【做法】

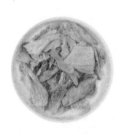

将鸡内金和鸡肠一起烧灰。

【用法】

用酒送服。

【出处】

《本草纲目》卷四十八鸡条引《集验》。

补骨脂茴香丸

可缓解肾气虚寒导致的小便失禁

【组成】

补骨脂、茴香
各 370 克。

【做法】

补骨脂用酒蒸，
茴香用盐炒，
共研末，用酒糊成梧桐子大小的药丸。

【用法】

每次取 100 粒，用酒送服。

【出处】

《本草纲目》卷十四补骨脂条引〔明〕
朱橚《普济方》。

烤猪脬 | 可治疗梦中遗尿

【组成】

猪脬（即猪膀胱）1 只。

【做法】

将猪脬洗净烤熟。

【用法】

食用。

【出处】

《本草纲目》卷五十豕条引〔唐〕孙
思邈《千金方》。

鸡肝桂心丸 | 可改善梦中遗尿

【组成】

公鸡肝、桂心各 100 克。

【做法】

将以上 2 种药捣碎，做成小豆大小
丸状。

【用法】

每次取 1 粒，用米汤送服，每日 3 次。

【出处】

《本草纲目》卷四十八鸡条。

韭子稻米粥 | 可治疗梦中遗尿

【组成】

韭子 400 克，
稻米 600 克。

【做法】

将以上组成加
水煮粥。

【用法】

煮出的粥分 3 次服用。

【出处】

《本草纲目》卷二十六韭条引〔唐〕
孙思邈《千金方》。

枯矾牡蛎散 | 可治疗遗尿

【组成】

枯矾、牡蛎粉各 50 克。

【做法】

将枯矾和牡蛎粉共研末。

【用法】

每次取 1 克，用温酒送服，每日 3 次。

【出处】

《本草纲目》卷十一矾石条引〔宋〕
余居士《选奇方》。

【专家提示】

白矾煅后称作枯矾，大剂量内服可引
起口腔、喉头损伤，呕吐，腹泻等不
良反应，所以必须注意服用的药量。

本草纲目
奇效偏方大全

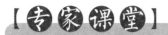

【专家课堂】

对待本病，要有乐观、豁达的心态。首先要防止尿道感染，如性生活前后注意清洗外阴；若性交后发生尿痛、尿频，可口服抗尿路感染药物3~5日，在炎症初期快速治愈；保持有规律的性生活。其次要加强体育锻炼，坚持盆底肌锻炼，每日应坚持收缩肛门5~10分钟。再则要注意饮食清淡，多食含纤维素丰富的食物，防止因便秘而引起的腹压增高。

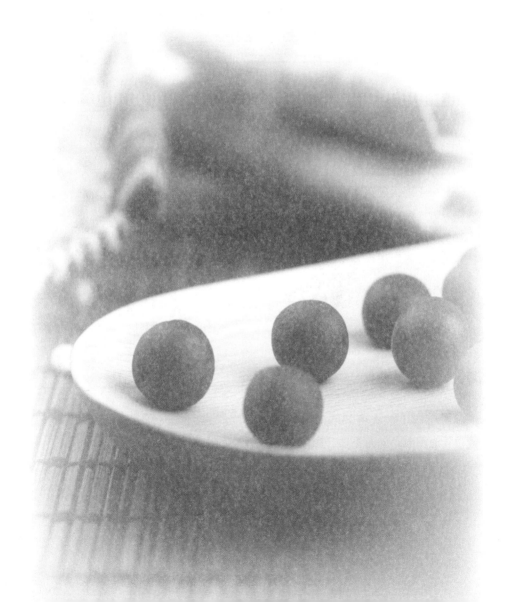

第四章 调治泌尿系统病症的偏方

【膀胱炎】

　　膀胱炎是发生在膀胱的炎症,多由细菌感染引起,也就是常说的下尿路感染。急性膀胱炎主要表现为尿频、尿急、尿痛。慢性的膀胱炎有类似急性膀胱炎的症状,但没有高热,症状可持续数周或间歇性发作,患者会变得乏力、消瘦,出现腰腹部及膀胱会阴区不舒适或隐痛。育龄妇女、老年人、免疫力低下者是其高发人群。

　　膀胱炎预后较好,但失治、误治往往容易使感染扩散到肾脏,所以在患膀胱炎时应积极采用包括中药在内的规范治疗。

马蓟根汁 | 可缓解膀胱炎

【组成】
鲜马蓟根(即大蓟)30克。

【做法】
将鲜马蓟根捣汁。

【用法】
直接服用。

【出处】
《本草纲目》
卷十五大蓟、
小蓟条引〔宋〕《圣惠方》。

【专家提示】
大蓟可引起少数人胃部不适或恶心等胃肠道反应,如有不适,应停服并及时就诊。

马齿苋汁 | 可治疗膀胱炎

【组成】
鲜马齿苋30克。

【做法】
将鲜马齿苋
捣汁。

【用法】
直接服用。

【出处】
《本草纲目》卷二十七马齿苋条引
〔宋〕《圣惠方》。

【专家提示】
马齿苋有堕胎的功能,孕妇尤其是有习惯性流产者,应禁止食用马齿苋。

白茅根汤 ｜可治疗膀胱炎

【组成】

鲜白茅根
500克。

【做法】

白茅根加水
3000毫升，
煮至1000毫升。

【用法】

待温度适宜后分3次饮用。

【出处】

《本草纲目》卷十三白茅条引〔晋〕
葛洪《肘后方》。

生藕生地葡萄蜜汁

可改善膀胱炎

【组成】

生藕、生地黄、葡萄各100克，蜂
蜜60克。

【做法】

将前3味药捣汁，加入蜂蜜。

【用法】

每次取100毫升，温服。

【出处】

《本草纲目》卷三十二莲藕条。

麻皮甘草汤

可缓解膀胱炎伴小腹胀痛的症状

【组成】

麻皮40克，炙甘草1.2克。

【做法】

将2种药加入水中煎煮取汁。

【用法】

饮用药汤，每日2次。

【出处】

《本草纲目》卷二十二大麻条引〔宋〕
《圣惠方》。

海金沙散 ｜对膀胱炎疼痛明显者有一定疗效

【组成】

海金沙8克，
生甘草6克。

【做法】

将海金沙研末、
生甘草煎汤。

【用法】

海金沙末用甘草汤送服。

【出处】

《本草纲目》卷十六海金沙条引《夷
坚志》。

萹蓄汤 ｜可减轻膀胱炎尿道涩痛

【组成】

萹蓄10克。

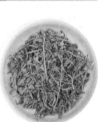

【做法】

将萹蓄水煎取汁。

【用法】

直接饮用。

【出处】

《本草纲目》卷十六萹蓄条引《生
生编》。

【专家提示】

萹蓄多服泄精气，体弱津液亏损者不
宜服用。

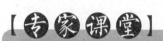
干柿灯心草汤
对膀胱炎尿道涩痛者尤为适合

【组成】
干柿、灯心草各3克。

【做法】
将以上组成水煎取汁。

【用法】
直接饮用,每日1次。

【出处】
《本草纲目》卷三十柿条引朱氏方。

【专家课堂】

　　膀胱炎的预防应注意:多喝水,最好每日2升;及时排尿,不要憋尿;注意个人卫生,勤换洗内裤。女性解小便后用干净的卫生纸由前向后擦拭;男女双方性交前后都要彻底将局部清洗干净,性交前及性交后立刻将膀胱的尿液排空。

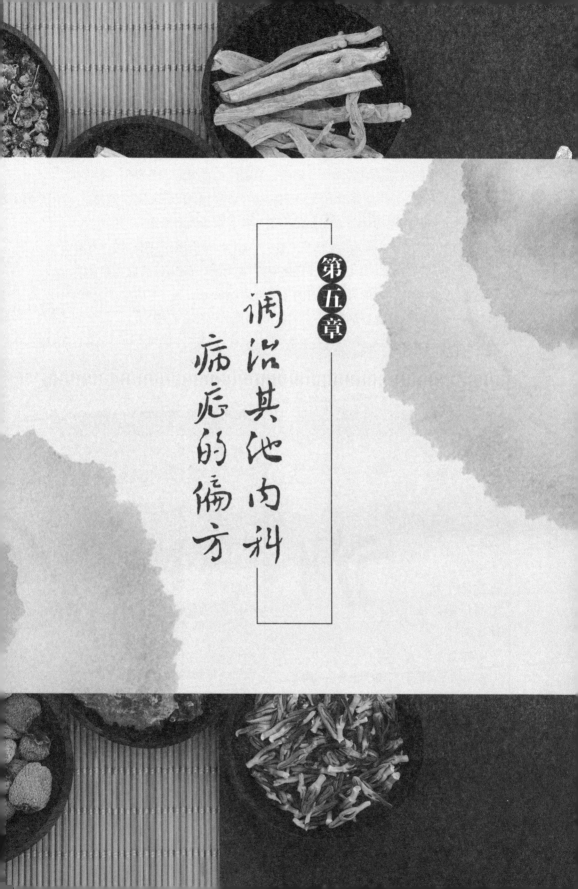

第五章

调治其他内科
病症的偏方

【疲劳】

现代中医认为，疲劳为一个病名，是临床上常见病、多发病，是必须重视的新病种，归于亚健康范畴，涉及五脏六腑，主要以脾、肝、肾为主。疲劳为元气耗伤之虚证与心理变化（或不畅）双重因素所致。现代医学上称之为生理疲劳与心理疲劳。治疗原则：一方面，补虚滋养机体；另一方面，调畅心志，舒心畅意。有4类人群容易疲劳：肥胖者、劳心者、心虚者和女性。有的人长期疲劳，有的人是暂时的，但都可以采用如下一些简单方法来缓解疲劳，以便更好地工作学习。

天门冬散 可缓解乏力、身体疼痛的症状

【组成】
天门冬适量。

【做法】
将天门冬研成粉末。

【用法】
每次取1克，用酒送服，每日3次。

【出处】
《本草纲目》卷十八天门冬条引〔唐〕孙思邈《千金方》。

【专家提示】
服药期间不能吃鲤鱼。

青蒿丸 可改善身体乏力、睡着时出汗的症状

【组成】
青蒿633克，人参粉末、麦冬粉末各40克。

【做法】
用水煎煮青蒿，取药汁熬人参粉末和麦冬粉末，熬至泥状，搓成如梧桐子大小的药丸。

【用法】
饭后用米汤送服20粒药丸。

【出处】
《本草纲目》卷十五青蒿条引〔宋〕《圣济总录》。

菟丝熟地丸

可缓解身体乏力、畏冷、手脚冰凉等症状

【组成】

菟丝子、熟地黄等量。

【做法】

将2种药研成粉末，用酒搅拌如泥，搓成梧桐子大小的药丸。

【用法】

每次服50颗药丸。

【出处】

《本草纲目》卷十八菟丝子条引〔明〕杨起《简便单方》。

羊肉汤

可改善身体虚弱的症状

【组成】

羊腿肉适量。

【做法】

煮烂。

【用法】

喝汤吃肉。

【出处】

《本草纲目》卷五十羊条。

羊胃白术汤

可缓解长期生病后身体虚弱乏力、消瘦、不想吃东西等症状

【组成】

羊胃1个，白术100克。

【做法】

将羊胃和白术切成小块，加水4000毫升，煮至1800毫升，取汁。

【用法】

分为9次服用，每日2次。

【出处】

《本草纲目》卷五十羊条引〔唐〕张文仲《随身备急方》。

乌鸡汤

可改善身体虚弱的情况

【组成】

乌公鸡1只。

【做法】

将乌公鸡用水煮烂，加入葱、姜、五香等调料。

【用法】

空腹吃肉喝汤。

【出处】

《本草纲目》卷四十八鸡条引孟诜曰。

【专家提示】

生吃反而损伤身体。

莲子粳米粥

可缓解疲劳，增强记忆力、听力、视力等

【组成】

莲子20克，粳米100克。

【做法】

将粳米用水煮熟，再将莲子研成粉末撒入粳米粥中搅拌。

【用法】

喝粥。

【出处】

《本草纲目》卷三十三莲藕条引〔宋〕《圣惠方》。

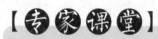

黄精枸杞丸

可改善身体虚弱乏力、腰酸等症状

【组成】

黄精、枸杞等量。

【做法】

将黄精、枸杞一起捣烂成饼状，晒干后研成粉末，加入蜂蜜搅拌，搓成梧桐子大小的药丸。

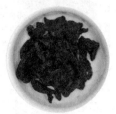

【用法】

每次用温开水或汤送服50颗药丸。

【出处】

《本草纲目》卷十二黄精条引〔明〕方贤《奇效良方》。

【专家课堂】

如何消除疲劳？应该做到：保持良好的饮食习惯，中午尽量不要吃得太饱，少吃辛辣或者刺激性食物，多吃含有维生素的食物；保证充足的睡眠，晚上尽量避免熬夜；积极参加户外运动，放松心情；不要给自己太大的压力，学会合理减压。

本草纲目 奇效偏方大全

二、

【醉酒】

醉酒，指饮酒所致的精神和躯体障碍，常见症状有恶心、呕吐、头晕、胡言乱语、躁动，严重者可能会导致昏迷、大小便失禁、呼吸抑制等。醉酒在生活中很常见，很多人饮酒后身体不舒服，尤其胃部不适，在不是很严重的情况下，可以用如下方法缓解症状。

菊花散　针对酒后不醒的症状

【组成】
菊花适量。

【做法】
将菊花晒干，研成粉末。

【用法】
取1克，用温开水送服。

【出处】
《本草纲目》卷十五菊条引〔唐〕王焘《外台秘要》。

螺蚌汤　具有较好的解酒功效

【组成】
螺蚌、葱、豆豉均适量。

【做法】
将螺蚌肉，加入葱与豆豉煮汤。

【用法】
直接饮服，可以解酒。

【出处】
《本草纲目》卷四十六田螺条引〔晋〕葛洪《肘后方》。

生葛根汁　可缓解酒后不醒的症状

【组成】
新鲜的生葛根适量。

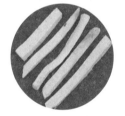

【做法】
将生葛根捣烂取汁400毫升。

【用法】
直接饮服。

【出处】
《本草纲目》卷十八葛条引〔唐〕孙思邈《千金方》。

绿豆散　可改善因大量饮酒而不舒服的症状

【组成】
绿豆粉适量。

【用法】
将绿豆粉用温开水冲泡饮用。

【出处】
《本草纲目》卷二十四绿豆条。

白茅根汁

可缓解饮酒过多产生的副作用，保护五脏

【组成】

新鲜白茅根适量。

【做法】

将新鲜白茅根榨汁。

【用法】

取 200 毫升，直接饮服。

【出处】

《本草纲目》卷十三白茅条引〔唐〕孙思邈《千金方》。

【专家课堂】

喝酒不能过度，尽量不要以酒解忧愁、寂寞、沮丧和工作压力等，可用其他方式放松自己、缓解压力，平时也不要以酒当饭，以免造成营养不良。

三、

【中暑】

在高温（一般指室温超过 35℃）环境中或炎夏烈日曝晒下从事一定时间的劳动，且无足够的防暑降温等措施，常易发生中暑。常见症状有发热、乏力、皮肤灼热、头晕、恶心、呕吐、胸闷，烦躁不安、脉搏细速、血压下降，重症病例可有头痛剧烈、昏厥、昏迷、痉挛等症状。中暑后应立即将患者移至阴凉处或空调室中，并给予物理降温。同时可以采用如下介绍的方药缓解中暑症状。

谷精草散

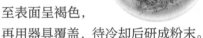
可缓解儿童发热、头晕、上吐下泻、口渴等中暑症状

【组成】
谷精草适量。

【做法】
将谷精草煅烧至表面呈褐色，再用器具覆盖，待冷却后研成粉末。

【用法】
每次取 2 克，用米汤送服。

【出处】
《本草纲目》卷十六谷精草条引《保幼大全》。

鸡卵蜜 | 可缓解身体发热的症状

【组成】
鸡卵（鸡蛋）3 个，白蜜 100 毫升。

【做法】
将鸡蛋去壳，与白蜜一起搅拌均匀。

【用法】
直接服用。

【出处】
《本草纲目》卷四十八鸡条引〔明〕朱橚《普济方》。

黄连煎 | 可缓解身体发热、口渴咽燥、注意等症状

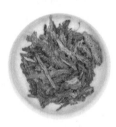

【组成】
黄连 28 克。

【做法】
黄连加水 500 毫升，煮至 330 毫升，取药液。

【用法】
在离饭前或饭后较长时间时乘热饮用，儿童的量需减少。

【出处】
《本草纲目》卷十三黄连条引《和剂局方》。

滑石煎 | 可缓解胸前发热、心情烦躁、口渴等症状

【组成】

滑石80克，粳米适量。

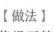

【做法】

将滑石捣烂，加水1000毫升煮至670毫升，去掉杂质，取汁煮粳米粥。

【用法】

喝粥即可。

【出处】

《本草纲目》卷九滑石条引〔宋〕《圣惠方》。

川芎槐子散

对热气上冲头脑而致头晕目眩、胸闷者尤为适合

【组成】

川芎、槐子各40克。

【做法】

将两者研成粉末，混合均匀。

【用法】

每次取12克，用茶调和服用。

【出处】

《本草纲目》卷十四芎䓖条引张洁古《保命集》。

【专家提示】

若是胸闷，可用水煎煮药物。

大黄散 | 可缓解湿热情况下头晕目眩、便秘等症状

【组成】

酒炒大黄适量。

【做法】

将大黄研成粉末。

【用法】

每次取8克，用茶调和服用。

【出处】

《本草纲目》卷十七大黄条引《丹溪纂要》。

【专家提示】

主要用于比较急的情况，症状缓解后需停止服用。

槐皮煎 | 可缓解大热中暑时手脚痉挛、身体僵直等症状

【组成】

槐树皮适量。

【做法】

将槐树皮加水1200毫升，煮至400毫升，取汁。

【用法】

乘热饮用。

【出处】

《本草纲目》卷三十五槐条引〔晋〕葛洪《肘后方》。

炒盐贴

可缓解中暑大汗淋漓后身体虚弱、手脚凉、昏迷、出冷汗等症状

【组成】

食盐适量。

【做法】

将食盐炒热，用纱布包裹好。

【用法】

将包裹好的炒盐熨帖于肚脐下1.5寸。

【出处】

《本草纲目》卷十一食盐条引《救急方》。

【专家课堂】

　　中暑是一种急性疾病，平时可以采取一些防护措施，避免高温条件下发生中暑。比如做好户外防护工作，选用透气的帽子，选择在清晨或黄昏的时候从事劳动；饮食宜清淡，补充水分，服清暑饮料（如绿豆汤、西瓜汁、凉茶、海带汤等），多吃水果、蔬菜，避免烟酒，少吃酸辣等刺激性食物；加强体质锻炼，宜穿浅色的衣服，若一定要在高温高湿环境下活动，须定时到阴凉通风处休息；常备清暑药品，如藿香正气水、风油精等。

【自汗盗汗】

　　出汗是人体的生理现象，而盗汗、自汗则是一种病症。自汗，是一种不因劳累活动、不因天热及穿衣过暖、不因服用发散药物等因素而自然出汗的表现。自汗一般在白天清醒时，而盗汗则是入睡后出汗，醒来即止的表现。自汗多为气虚、阳虚，盗汗多为阴虚，两者的病因主要是病后身体虚弱、受风、思虑烦劳过度、情志不畅、嗜食辛辣等。西医认为，凡是影响人体体温调节中枢，以及使交感神经兴奋性增高的原因和疾病即可引起自汗、盗汗，如甲状腺功能亢进、自主神经功能紊乱、风湿热、结核病等均可导致自汗、盗汗。

　　中医认为，"汗为心液"，若长期盗汗不止，则心阴必将耗伤，应积极治疗。中医对其有比较系统、完整的认识，若辨证用药恰当，一般有较好的效果，同时可采用古人留下的偏方缓解症状。

白术散 ｜可缓解白天汗出且动后加重的症状

【组成】

白术适量。

【做法】

将白术研成粉末。

【用法】

每次取1克，
用温水送服，
每日2次。

【出处】

《本草纲目》卷十二术条引〔唐〕孙思邈《千金方》。

牡蛎杜仲散 ｜对白天汗出伴身体乏力者较为有效

【组成】

牡蛎粉、杜仲等量。

【做法】

将杜仲研成粉末，与牡蛎粉均匀混合。

【用法】

每次取1克，用酒送服。

【出处】

《本草纲目》卷四十六牡蛎条引〔唐〕孙思邈《千金方》。

麻黄牡蛎散

可缓解盗汗伴大腿内侧汗出腺臭的症状

【组成】

牡蛎粉、麻黄根各适量。

【做法】

将麻黄根研成粉末，与牡蛎粉均匀混合。

【用法】

直接将粉末涂抹于出汗处。

【出处】

《本草纲目》卷十五麻黄条。

【专家提示】

此方也可针对阴汗。阴汗是指外生殖器及周围（包括大腿内侧近腹阴处）部位经常汗多，且汗味多腺臭的病症。多为男子，伴有阴囊湿冷、小便清长、腰膝酸软、怕冷四肢凉等。

韭黄汤

可改善睡着时出汗的症状

【组成】

韭黄50根。

【做法】

将韭黄放入400毫升水中煎煮至200毫升。

【用法】

一次将200毫升汤液饮完。

【出处】

《本草纲目》卷二十六韭条引〔唐〕孙思邈《千金方》。

艾叶汤

对睡着时持续性出汗尤为有效

【组成】

陈久的艾叶8克，白茯神12克，乌

梅3枚。

【做法】

将以上组成加水250毫升，煮至200毫升，取药汁。

【用法】

每次在睡前饮用。

【出处】

《本草纲目》卷十五艾条引《通妙真人方》。

枣仁参苓散

对睡着时出汗尤为有益

【组成】

酸枣仁、人参、茯苓等量。

【做法】

将以上组成研成粉末混合。

【用法】

每次取4克，以米汤送服。

【出处】

《本草纲目》卷二十六酸枣条引〔明〕杨起《简便单方》。

防风参芎散

可改善睡着时出汗的症状

【组成】

防风80克，川芎40克，人参20克。

【做法】

将上述药物研成粉末，混合均匀。

【用法】

每次取12克，睡前温开水送服。

【出处】

《本草纲目》卷十三防风条引《易简方》。

五倍子散
可改善白天或睡着时出汗的症状

【组成】

五倍子适量。

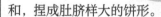

【做法】

将五倍子研成粉末，用水调和，捏成肚脐样大的饼形。

【用法】

将药饼塞在肚脐内，腹部盖上衣服或毛巾，一晚即可。

【出处】

《本草纲目》卷三十九五倍子条引《集灵方》。

茯苓散
适合只有胸前出汗且思虑越多汗越多者

【组成】

茯苓、艾叶各适量。

【做法】

将茯苓研成粉末，艾叶用水煎煮取药汁。

【用法】

每次取 4 克茯苓粉末，用艾叶煎煮的药汁送服茯苓粉末。

【出处】

《本草纲目》卷三十七茯苓条引《证治要诀》。

浮小麦茶
对身体较弱的人睡着时出汗有一定疗效

【组成】

浮小麦适量。

【做法】

将浮小麦加水煎煮，取汁。

【用法】

乘热代茶饮用。

【出处】

《本草纲目》卷二十二小麦条引罗天益《卫生宝鉴》。

熟地煎
可改善大病后易出汗、口干、烦躁等症状

【组成】

熟地黄 200 克。

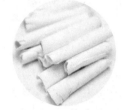

【做法】

将熟地黄加水 1000 毫升，煮至 500 毫升，取药汁。

【用法】

每日 1 剂，分 3 次饮用完。

【出处】

《本草纲目》卷十六地黄条引〔宋〕《圣惠方》。

【专家课堂】

　　自汗、盗汗是临床杂病中较常见的病症，其预防应多重视身体锻炼、缓解精神压力、保持精神愉快、少吃辛辣食物等。出汗多时，注意不要吹风，防止感冒，且要及时用毛巾擦干汗液，及时更换内衣，保持衣物的干燥清洁。

五、

【贫血】

贫血发病率极高，其中缺铁性贫血最为常见，我国7岁以下小儿贫血发生率为40%。贫血分为轻、中、重3度，可见脸色苍白、眼睑无血色、头昏、头痛、耳鸣、失眠、多梦、记忆减退、注意力不集中等症状。中医讲贫血，主要是由血虚、阴虚引起，"气为血之帅"，即气能生血、帮助血液运行等，因此，补血的同时也注重益气。轻、中度贫血可以配合运用如下偏方来改善症状，重度贫血最好去医院就诊治疗。

酸枣仁汤

对贫血伴烦躁、手心出汗、睡眠不好者有一定疗效

【组成】
酸枣仁200克，知母、干姜、茯苓、川芎各30克，炙甘草15克。

【做法】
先将酸枣仁放入2000毫升水中，煮至

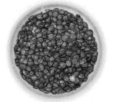

1400毫升，再放入其他药物一起煎煮至600毫升，取药汁。

【用法】
分多次饮完600毫升药汁。

【出处】
《本草纲目》卷二十六酸枣条引〔宋〕苏颂《图经本草》。

归脾汤

可缓解贫血、思虑过度导致的心慌善忘、烦躁失眠、汗多等症状

【组成】
龙眼肉、炒酸枣仁、炙黄芪、炒白术、茯神各40克，木香、人参各20克，炙甘草10克。

【做法】
将以上组成切碎混合，每次取20克，加入生姜3片、大枣1枚，放入600毫升水中煎煮至300毫升，取药汁。

【用法】
乘热饮用药汁。

【出处】
《本草纲目》卷二十一龙眼条引〔南宋〕严用和《济生方》。

大枣葱白汤

【组成】

大枣 14 枚，新鲜葱白 7 根。

【做法】

将以上组成加水 600 毫升，煮至 200 毫升，取汁。

【用法】

一次饮完 200 毫升。

【出处】

《本草纲目》卷二十九枣条引〔唐〕孙思邈《千金方》。

金樱子散

能补血益精，可改善身体虚弱、腰膝等症状

【组成】

金樱子 160 克，缩砂仁 80 克。

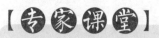

【做法】

将金樱子、缩砂仁研成粉末，加入炼蜜搅拌，搓成梧桐子大小的药丸。

【用法】

每次空腹温酒送服 50 粒药丸。

【出处】

《本草纲目》卷三十六金樱子条引〔明〕方贤《奇效良方》。

三才丸

可滋阴养血，改善贫血症状

【组成】

天门冬、生地黄各 80 克，人参 40 克，大枣适量。

【做法】

将酒撒在天门冬和生地黄上，然后蒸熟再晒干，如此共九蒸九晒，最后研成粉末。将人参研成粉末，将枣肉

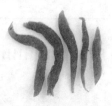

蒸熟，捣烂成泥状，将 3 种粉末拌入枣泥中，搓成赤小豆大小的药丸。

【用法】

每次饭前温酒送服 30 粒药丸。

【出处】

《本草纲目》卷十八天门冬条引〔金〕张洁古《活法机要》。

【专家课堂】

　　只要注意调整日常生活和饮食，贫血是可以预防的。比如用铁锅烹调食物，对预防缺铁性贫血大有益处。平时可以多吃含铁丰富的食物，如瘦肉、猪肝、蛋黄、海带、紫菜、木耳、香菇、豆类等。还要注意饮食的合理搭配，如餐后适当吃些水果，因为水果中含有丰富的维生素 C 和果酸，能促进铁的吸收。而餐后饮用浓茶会影响铁的吸收，不利于贫血的改善。此外，要避免不必要的 X 射线照射和接触有害物质。

【中毒】

　　中毒有很多种，如食物中毒、药物中毒、动物咬伤中毒等。凡中毒后症状危急者，当首先送医院急救，以免延误病情。恶心、呕吐、腹痛、腹泻、狂躁、头痛等是中毒较常见的症状。引起食物中毒的原因很多，如食用生冷食物、不干净或腐烂变质的食物，以及加工不合理的食物等。

　　一旦吃过东西后胃里有不舒服的感觉，马上用手指或筷子等帮助催吐，并尽快到医院就诊，症状缓解后可采用如下简单方药巩固治疗。

韭菜汁

可缓解因吃某食物后出现恶心、呕吐、腹痛、腹泻等症状

【组成】

新鲜韭菜适量。

【做法】

将韭菜捣烂取汁。

【用法】

直接饮用。

【出处】

《本草纲目》卷二十六韭条引〔唐〕孙思邈《千金方》。

葛根煎

有较好的解毒功效，可缓解因食物中毒引起的症状

【组成】

葛根适量。

【做法】

将葛根加水煎取汁。

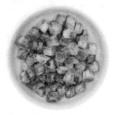

【用法】

直接饮用。

【出处】

《本草纲目》卷十八葛条引〔晋〕葛洪《肘后方》。

防风煎

可解因吃野生菌类或乌头、附子药物所致的中毒

【组成】

防风适量。

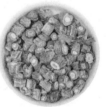

【做法】

将防风加水煎取汁。

【用法】

直接饮用。

【出处】

《本草纲目》卷十三防风条引〔唐〕孙思邈《千金方》。

姜汤

可缓解因吃莴笋、各种毒药，被狂犬咬伤所致的中毒症状

【组成】

生姜适量。

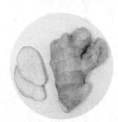

【做法】

将生姜加水煎取汁。

【用法】

直接饮用。

【出处】

《本草纲目》卷二十六生姜条引《小品方》。

【专家提示】

一般中毒症状多为恶心、呕吐、腹痛、腹泻等，被狂犬咬伤后需及时到医院注射狂犬病疫苗。

冬瓜汁

可减轻因吃鱼类所致的中毒症状

【组成】

冬瓜适量。

【做法】

将冬瓜去皮用水煎取汁。

【用法】

直接饮用。

【出处】

《本草纲目》卷二十八冬瓜条引〔南朝齐〕陈延之《小品方》。

陈皮汤

可缓解因吃鱼、蟹所致的中毒症状

【组成】

陈皮适量。

【做法】

将陈皮加水煎取汁。

【用法】

直接饮用。

【出处】

《本草纲目》卷三十橘条引〔晋〕葛洪《肘后方》。

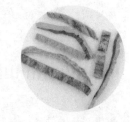

黄柏散

可治疗因吃不明原因死亡家畜肉所致的中毒症状

【组成】

黄柏适量。

【做法】

将黄柏研成粉末。

【用法】

取1克，用温水送服。

【出处】

《本草纲目》卷三十五檗木条引〔晋〕葛洪《肘后方》。

绿豆散

可缓解因吃不明原因死亡家畜肉所致的中毒症状

【组成】

绿豆粉适量。

【做法】

将绿豆粉用温水冲泡。

【用法】

直接饮用。

【出处】

《本草纲目》卷二十四绿豆条引〔明〕胡濙《卫生易简方》。

豆豉汤

可减轻因服药过多而感觉烦躁胸闷的中毒症状

【组成】

豆豉适量。

【做法】

将豆豉加水煎取汁。

【用法】

直接饮用。

【出处】

《本草纲目》卷二十五大豆豉条引〔唐〕孙思邈《千金方》。

【专家课堂】

要预防食物中毒，最重要的是要注意饮食卫生。如生吃瓜果前要认真清洗瓜果，不要吃隔夜变味的饭菜；不要食用腐烂变质的食物和病死的禽、畜肉；剩饭菜食用前一定要热透；饭前便后要用清洁用品洗手；尽量不在路边摊吃东西；对不熟悉的野生动植物不要随意采捕食用；海蜇等产品宜用饱和食盐水浸泡保存，食用前应冲洗干净。扁豆一定要焖熟后食用。

第五章 调治其他内科病症的偏方

七、

【寄生虫病】

　　寄生虫病是一些寄生在人和动物身体里的寄生虫所引起的疾病，较常见的是蛔虫、蛲虫、绦虫等。多发生于儿童，多由生吃或食用蒸煮不当或儿童卫生没做好而感染。有蛔虫病的患儿，常见肚子痛，尤其肚脐周围，不爱吃东西，甚至消瘦，有的可见惊厥、夜惊、磨牙、异食癖（吃异物）等。蛲虫病患儿，常见肛门周围和会阴部瘙痒，可见儿童夜晚常搔抓。

　　寄生虫病在儿童中常见，除服用驱虫药外，可配合如下中医方药治疗，效果更好。

艾叶饮

可缓解因蛔虫导致的胃痛、口吐清水等症状

【组成】

艾叶 100 克。

【做法】

将艾叶加水 600 毫升，煮至 200 毫升，取汁。

【用法】

乘热饮用，吐出蛔虫。

【出处】

《本草纲目》卷十五艾条引〔晋〕葛洪《肘后方》。

薏苡根煎

具有驱虫的作用，可减轻因蛔虫导致的各种症状

【组成】

薏苡根 600 克。

【做法】

将薏苡仁加水 1400 毫升，煮至 600 毫升，取汁。

【用法】

乘热饮用。

【出处】

《本草纲目》卷二十三薏苡条引《梅师方》。

萹蓄煎

可缓解因蛔虫导致的各种症状

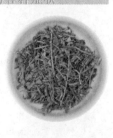

【组成】

萹蓄适量。

【做法】

将萹蓄加醋煎煮。

【用法】

乘热饮用。

【出处】

《本草纲目》卷十六萹蓄条引海上歌云。

川楝子丸 可减轻因蛔虫导致的腹痛症状

【组成】

川楝子适量。

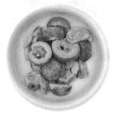

【做法】

将川楝子用醋浸泡一晚，用布包裹成颗粒状，大小以可塞入肛门为准。

【用法】

将 1 粒药丸塞入肛门，距肛门 3 厘米左右，每日 2 次。

【出处】

《本草纲目》卷三十五楝条引〔唐〕王焘《外台秘要》。

槟榔酒 具有较好的驱虫功效

【组成】

槟榔 80 克。

【做法】

将槟榔加酒150毫升，煮至70毫升。

【用法】

直接饮酒，分 2 次饮。

【出处】

《本草纲目》卷三十一槟榔条引庞安时《伤寒论》。

槟榔散

可缓解因蛔虫在体内导致的长期腹痛症状

【组成】

槟榔 20 克。

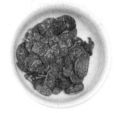

【做法】

将槟榔研成粉末。

【用法】

取 6 克，空腹时用葱和蜂蜜煎的水送服。

【出处】

《本草纲目》卷三十一槟榔条引〔宋〕周应《简要济众方》。

马齿苋煎

可减轻因绦虫导致的腹痛、腹胀、腹泻等症状

【组成】

马齿苋适量。

【做法】

将马齿苋加水煎煮取药汁，加入少许食盐、醋。

【用法】

乘热饮用。

【出处】

《本草纲目》卷二十七马齿苋条引〔唐〕孟诜《食疗本草》。

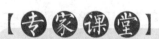【专家课堂】

　　寄生虫病可影响儿童的生长发育，因此，家长需足够重视。平时需注意儿童的清洁卫生，让孩子养成饭前便后洗手的习惯。食物一定要煮熟，尤其是螺、鱼、虾、蟹等海鲜类食物，尽量不让小孩吃生的食物，蔬菜、瓜果也要注意清洗干净。

第五章　调治其他内科病症的偏方

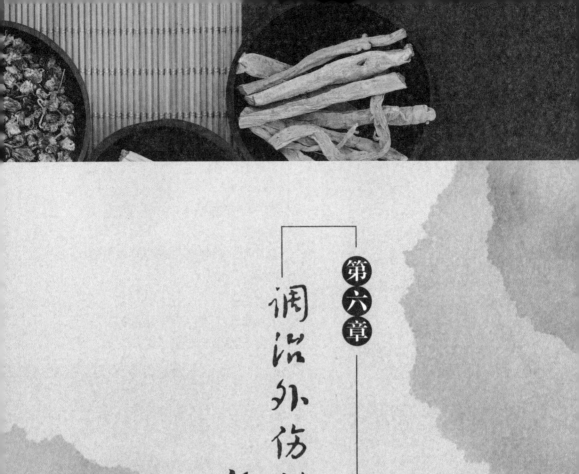

第六章

调治外伤科病症的偏方

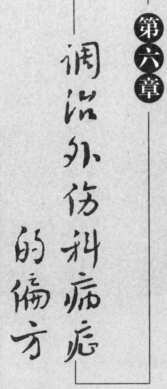

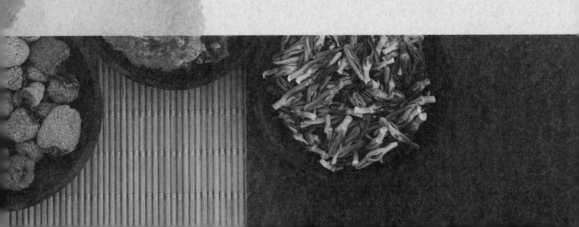

【肩周炎】

　　肩周炎是以肩关节疼痛和活动不便为主要症状的常见病症。本病的好发年龄在50岁左右，女性发病率略高于男性，多见于体力劳动者。本病早期肩关节呈一阵一阵地疼痛，常因天气变化及劳累而诱发疼痛，以后逐渐发展为持续性疼痛，并逐渐加重，白天轻、夜晚重，肩部活动不利索。中医学称之为"漏肩风""冻结肩""五十肩"等，属痹症范畴，与风、寒、湿、热、痰、瘀等滞留于肢体筋脉、关节、肌肉有关。

　　肩周炎如得不到有效的治疗，有可能严重影响肩关节的功能活动。一般来说，病症初期，正气尚未大虚，且肩周炎是慢性病，能逐渐好转而痊愈，治疗以止痛、功能锻炼和促进关节功能恢复为原则，可以采用下列偏方辅助治疗，缓解痛苦。

胆南星苍术煎

可缓解肩臂疼痛、活动不利的症状

【组成】

制胆南星、苍术各适量，生姜3片。

【做法】

将以上组成加水煎煮，取药汁。

【用法】

乘热饮用。

【出处】

《本草纲目》卷十七虎掌、天南星条引《摘玄方》。

桑枝煎

可改善肩臂疼痛、活动不利、咽干口干的症状

【组成】

桑枝100克。

【做法】

将桑枝切碎，炒至表面呈褐色时加入600毫升水，煮至200毫升，取汁。

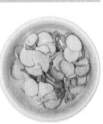

【用法】

乘热饮用，1日服完。

【出处】

《本草纲目》卷三十六桑条引〔南宋〕许叔微《本事方》。

当归酒

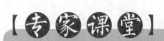

可减轻肩臂和手的疼痛、活动不利等症状

【组成】

当归120克。

【做法】

将当归切碎，放入酒中浸泡3日。

【用法】

直接饮用，直到疼痛消失。

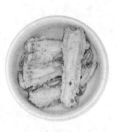

【出处】

《本草纲目》卷十四当归条引《事林广记》。

【专家课堂】

　　本病的发生与气候条件和生活环境有关，平时要注意防风、防寒、防潮，避免居住暑湿之地。另外，坚持体育锻炼是预防和治疗肩周炎的有效方法，多做颈肩部活动，避免长时间操作电脑。受凉常是肩周炎的诱发因素，因此要保暖防寒。平时营养补充要充分，有利于疾病的康复。

二、

【风湿性关节炎】

风湿性关节炎是风湿热的一种表现。风湿热是由 A 组乙型溶血性链球菌感染所致的全身变态反应性疾病。该病起病急，多见于青少年。风湿性关节炎有两个特点：一是关节红、肿、热、痛明显，不能活动，发病部位常常是膝、髋、踝等下肢大关节，其次是肩、肘、腕关节，手足的小关节少见。二是疼痛游走不定，一段时间是这个关节发作，一段时间是那个关节不适。血液检查显示血沉加快，抗"O"滴度升高，类风湿因子阴性。

风湿性关节炎，是西医病名，中医则将该病归于"痹症"，认为其主要为风、寒、湿、热闭阻经络，影响气血运行所致。因此，该病的治疗原则是益气养血、祛风除湿、搜风通络、化痰祛瘀，下列偏方可以作为辅助治疗。

苍耳子散

可缓解身体抽筋、麻木、疼痛、关节不灵活的症状

【组成】
苍耳子120克。

【做法】
将苍耳子炒至表面呈黑褐色，研成粉末，加水300毫升煮至140毫升，去除渣滓。

【用法】
乘热饮用。

【出处】
《本草纲目》卷十五枲耳条引〔唐〕昝殷《食医心镜》。

鲜木香汁

可改善身体各个关节疼痛从一处到另一处的症状

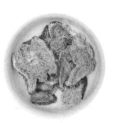

【组成】
新鲜的木香适量。

【做法】
将木香在温水中磨成浓汁，加入适量热酒。

【用法】
直接饮用。

【出处】
《本草纲目》卷十四木香条引〔明〕杨起《简便单方》。

白敛附子散 可治疗风湿性关节炎

【组成】

白敛20克，熟附子10克。

【做法】

将两种药物研成粉末。

【用法】

取1克药末，用酒送服，每日2次，直到身体感觉热气行走便停止服用。

【出处】

《本草纲目》卷十八白敛条引〔唐〕孙思邈《千金方》。

【专家提示】

服药期间不宜吃猪肉，不碰冷水。大关节，主要包括膝关节、肩关节、肘关节、腕关节等。

苏子粳米粥

可缓解怕冷、手脚抽筋疼痛、脚肿不能下地的症状

【组成】

紫苏子80克，粳米60克。

【做法】

将紫苏子研成粉末，加入2000毫升水煮，取汁煮粳米，当作粥。

【用法】

吃粳米粥，可加入葱、生姜、胡椒、豆豉一起服用。

【出处】

《本草纲目》卷十四苏条引〔宋〕《圣惠方》。

羌独松节酒

可缓解各个关节疼痛从一处到另一处的症状

【组成】

羌活、独活、松节等量。

【做法】

用适量酒煎煮上述药物，取药酒。

【用法】

每日饮用1杯。

【出处】

《本草纲目》卷十三独活条引〔唐〕王焘《外台秘要》。

【专家提示】

不能饮酒者不要饮用。

薏苡附子散

对长期的或突然发生的全身麻木或疼痛症状效果较好

【组成】

薏苡仁200克，大附子10枚（炮）。

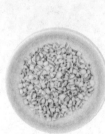

【做法】

将两种药物一起研成粉末混匀。

【用法】

取1克，用温开水送服，每日3次。

【出处】

《本草纲目》卷二十三薏苡条引〔汉〕张仲景方。

桑叶煎 可缓解手脚麻木的症状

【组成】

桑叶适量。

【做法】

用水煎煮。

【用法】

用药汁经常洗手脚。

【出处】

《本草纲目》卷三十六桑条引《救急方》。

蒲黄附子散 可缓解关节疼痛的症状

【组成】

蒲黄112克，熟附子14克。

【做法】

研成粉末，均匀混合。

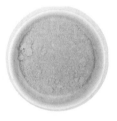

【用法】

每次取1.4克，用凉开水送服，每日1次。

【出处】

《本草纲目》卷十九香蒲、蒲黄条引〔晋〕葛洪《肘后方》。

薏苡仁粥 可缓解手脚抽筋的症状

【组成】

薏苡仁、粳米各适量。

【做法】

将薏苡仁研成粉末，加入粳米中一起用水煮，当作粥。

【用法】

每日食用。

【出处】

《本草纲目》卷二十三薏苡条引〔唐〕昝殷《食医心镜》。

【专家课堂】

　　该病与风、寒、湿相关，因此要防止受寒、淋雨和受潮，关节处要注意保暖，不穿湿衣、湿鞋、湿袜等。夏季暑热，不要贪凉受寒，暴饮冷饮等。经常参加体育锻炼，提高免疫力。急性期或急性发作，关节红肿灼热时，不宜进辛辣刺激的食物；久病脾胃虚寒者，少食生冷瓜果及虾、蟹、竹笋之类。

第六章 调治外伤科病症的偏方

三、

【类风湿关节炎】

类风湿关节炎是由于自体免疫引发的关节炎。多数起病缓慢，多表现为受累关节对称性、持续性地发生关节肿胀和疼痛，常伴有晨僵（早晨僵硬）。受累地方多为手指和脚趾。可伴有类风湿结节。该病各年龄段皆可发病，高峰年龄在 30~50 岁，一般女性发病多于男性。类风湿关节炎也属于中医"痹症"范畴，病机与风湿性关节炎类似。

如果不经过正规治疗，约 75% 的患者在 3 年内出现残废。该病病情时好时坏，目前并无根治方法，平时可参看如下偏方来治疗。

牛蒡子散

可缓解手指红肿麻木甚至肩背和膝盖也麻木的症状

【组成】

牛蒡子120克，炒豆豉、羌活各 40 克。

【做法】

将 3 种药研成粉末，混合均匀。

【用法】

每次取 8 克，用温开水送服。

【出处】

《本草纲目》卷十五恶实条引〔南宋〕许叔微《本事方》。

【专家提示】

此类病症在暑热季节时分，容易便秘。

木瓜膏

可缓解手指脚趾抽筋疼痛的症状

【组成】

木瓜适量。

【做法】

用酒和水来煮木瓜，酒、水各一半，煮烂后将木瓜捣如泥。

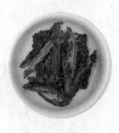

【用法】

乘热将木瓜泥敷贴于疼痛处，并用布覆盖，凉后再换，每日 3~5 次。

【出处】

《本草纲目》卷三十木瓜条引〔唐〕孟诜《食疗本草》。

菊花艾叶贴

可缓解膝盖受风寒湿后疼痛肿大、小腿消瘦抽筋的症状

【组成】

菊花、艾叶各适量。

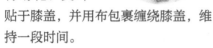

【用法】

将菊花、艾叶贴于膝盖，并用布包裹缠绕膝盖，维持一段时间。

【出处】

《本草纲目》卷十五菊条引吴旻《扶寿方》。

黑芝麻酒

可缓解手脚酸痛、轻微肿胀的症状

【组成】

黑芝麻500克。

【做法】

将黑芝麻研成粉末，用酒200毫升浸泡一夜。

【用法】

经常饮用。

【出处】

《本草纲目》卷二十二胡麻条引〔唐〕王焘《外台秘要》。

豉心酒

可缓解膝盖肿大疼痛或麻木、活动不利的症状

【组成】

豆豉心500克。

【做法】

将豆豉心蒸熟再暴晒，如此做法重复8次后，将豆豉心放入2000毫升酒中浸泡一夜。

【用法】

空腹时随时可饮用此酒。

【出处】

《本草纲目》卷二十五大豆豉条引〔唐〕昝殷《食医心镜》。

紫荆皮酒

可缓解膝盖肿大疼痛、小腿消瘦抽筋的症状

【组成】

紫荆皮12克。

【做法】

用米酒（黄酒）煎煮紫荆皮。

【用法】

饮用药酒，每日2次。

【出处】

《本草纲目》卷三十六紫荆条引《直指方》。

【专家课堂】

中医学有"治未病"的观点，因此该病预防非常重要。多吃开胃的食物如大枣、薏苡仁等，尤其薏苡仁具有祛湿祛风的作用，煮成薏苡仁粥或和绿豆一起煮。加强锻炼，增强身体素质。避免风寒湿侵入身体，关节处要注意保暖，不穿湿衣、湿鞋、湿袜等。夏季暑热，不要暴饮冷饮等。有些职业是工作在水湿潮冷的环境中的，如井下、露天作业等，一定要注意劳动或运动后，不要吹风，不可在出汗时洗澡，内衣汗湿后应及时更换。

第六章 调治外伤科病症的偏方

四、

【腰痛】

腰痛，又称"腰脊痛"，以腰部一侧或两侧疼痛为主要症状的一种病症，常可放射到腿部。病因分为内因、外因，内因如自身先天不足、腰椎骨质增生、腰椎间盘突出等，外因如受凉、受风、环境潮湿、淋雨、扭伤、压轧等。按发病时间长短，可分为急性腰痛和慢性腰痛。中医认为，腰痛属于肢体经络疾病，有"不通则痛""不濡则痛"的说法，即经络阻塞或缺乏滋养而导致疼痛，因此，治疗重在疏通或滋养。

腰痛若影响到生活和工作，需及时治疗，可试用古人为我们留下的偏方，方便实用。

八角茴香散

可缓解腰部重着伴针刺样疼痛及胀闷症状

【组成】

八角茴香适量。

【做法】

将若干八角茴香炒至表面呈黄色，研成粉末。

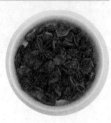

【用法】

取 8 克，于饭前用酒送服。

【出处】

《本草纲目》卷二十六茴香引《直指方》。

【专家提示】

若不用酒，可于饭前用盐开水送服，另将 1000 毫升糯米炒热，用布袋或毛巾包裹，紧贴于腰部疼痛处，可缓解腰部针刺样疼痛症状。

补骨脂散

可改善腰部反复隐隐作痛、酸胀乏力症状

【组成】

补骨脂 40 克。

【做法】

将补骨脂炒至表面呈微黄，有香气，微见裂开，取出研成粉末。

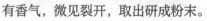

【用法】

取 12 克药末，用温酒（将酒加热至 40~45℃）送服。

【出处】

《本草纲目》卷十四补骨脂条引《经验后方》。

【专家提示】

也可加入木香 4 克，与补骨脂同炒研末，服法同上。

鳖甲散 | 可缓解首次发作的腰痛症状

【组成】

炙鳖甲 10 克。

【做法】

将炙鳖甲研成粉末。

【用法】

每次 1 克，每日 2 次，用酒送服。

【出处】

《本草纲目》卷四十五鳖条引〔晋〕葛洪《肘后方》。

槟榔散 | 可改善腰部重着、疼痛症状

【组成】

槟榔适量。

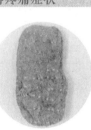

【做法】

将槟榔研成粉末。

【用法】

取 4 克，用酒送服。

【出处】

《本草纲目》卷三十一槟榔条引《斗门方》。

羊肾散 | 可改善腰部反复隐隐作痛、酸胀乏力症状

【组成】

羊肾 1 个。

【做法】

将羊肾置于通风不见阳光的地方自然干燥，研成粉末。

【用法】

取 2 克粉末，用酒送服，每日 3 次。

【出处】

《本草纲目》卷五十羊条引〔唐〕孙思邈《千金方》。

芥子膏 | 可缓解腰部脊柱骨胀痛症状

【组成】

白芥子适量。

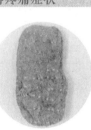

【做法】

将白芥子研成粉末，用酒搅拌混匀。

【用法】

将混匀的膏药贴于疼痛处。

【出处】

《本草纲目》卷二十六芥条引《摘玄方》。

【专家提示】

也可用炒芥子。

半夏麻辛散 | 可缓解腰部疼痛伴脚疼痛症状

【组成】

天麻、半夏、细辛各 80 克。

【做法】

将上述药物均分至两个布袋中，混匀，将其蒸热。

【用法】

两袋交替地热敷于痛处，直至出汗，数日后再热敷。

【出处】

《本草纲目》卷十二赤箭、天麻条引〔明〕胡濙《卫生易简方》。

【专家提示】

也可用毛巾包裹药物，温度根据个体忍受情况而定。

蒴藋丸

可缓解腰部疼痛并放射至其他地方的症状

【组成】

蒴藋适量。

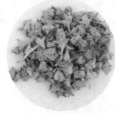

【做法】

将蒴藋研成粉末，加入蜂蜜混合搅拌，每粒搓成蚕豆大小。

【用法】

每次用酒送服2粒，每日3次。

【出处】

《本草纲目》卷十六蒴藋条引〔唐〕王焘《外台秘要》。

葱白车前酒

可改善长期身处潮湿环境、涉水冒雨所致腰痛症状

【组成】

车前草7株，葱白7根，大枣7枚。

【做法】

用酒煎煮上述药物。

【用法】

经常取适量药酒引用。

【出处】

《本草纲目》卷十六车前条引〔明〕杨起《简便单方》。

【专家提示】

车前草、葱白均是带根的完整植株。

萆薢散

可缓解腰部、腿部疼痛、乏力，行走站立不稳等症状

【组成】

萆薢250克，杜仲80克。

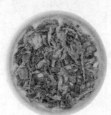

【做法】

将药物研成粉末。

【用法】

每日早晨取6克，用温酒送服。

【出处】

《本草纲目》卷十八萆薢条引唐德宗《贞元广利方》。

【专家提示】

服药期间不能吃牛肉。

【专家课堂】

　　腰痛是生活中常见病，重在预防，平时多锻炼腰部，保持正确的坐、卧、行的体位，改进生活方式避免过度肥胖而增加腰部的负重，注意居住环境的干燥，不要长久在水中作业，淋雨后及时换衣，同时腰部保暖也很重要。若有腰痛，尽量睡硬板床，提重物时不要弯腰，应该先蹲下拿到重物，然后慢慢起身，尽量做到不弯腰，女性不适宜穿高跟鞋。

五、

【跌打损伤】

本节所讲跌打损伤泛指因摔倒、坠落、磕碰、压轧、殴打、刀枪、扭伤等原因所致的软组织损伤，主要指肌肉、筋膜、肌腱、韧带等，临床上以肿胀、疼痛、出血、瘀青或瘀血为主要表现，不包括骨折、脱臼等。

跌打损伤在人们的生活中到处可见，给人们正常工作和生活带来不便，甚至有些人因为没有及时处理，导致损伤加重，带来严重影响。有些人发生跌打损伤后，急于处理，但由于缺乏相关知识，未能做出及时有效的治疗，或根据错误的经验使用不当的药物熏洗或热敷等，这样做非但没有疗效，而且会加重病情。因此，当不慎遇到跌打损伤的情况时，不妨试试前人留下的一些经验方。

三味消肿贴

可缓解摔伤后胀痛的症状

【组成】

生姜、面粉各适量，白酒 50 毫升。

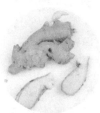

【做法】

将生姜捣烂取汁 50 毫升，与白酒混合后，加入面粉调成泥状。

【用法】

直接贴在受伤处，每日 1~2 次。

【出处】

《本草纲目》卷二十六生姜条。

【专家提示】

关于药物捣烂取汁，如果有榨汁机的，可以用榨汁机来榨取药汁，比较方便。

鸡鸣散

可改善跌打损伤后体内瘀血疼痛难忍的症状

【组成】

酒大黄 40 克，杏仁（去皮尖）21 粒，酒 300 毫升。

【做法】

将杏仁研成粉末，再与酒大黄一起用酒煎煮，煎到六分量时，取药汁。

【用法】

凌晨 1~2 点服下。

【出处】

《本草纲目》卷十七大黄条引〔宋〕陈言《三因方》。

【专家提示】

到天亮时，如果泻下瘀血便可好转。

第六章 调治外伤科病症的偏方

胡桃仁散

可缓解压轧损伤后肿痛的症状

【组成】

胡桃（核桃）1枚。

【做法】

将胡桃剥开，
取出胡桃仁
捣碎。

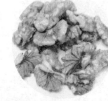

【用法】

用温酒冲服，每日2~3次。

【出处】

《本草纲目》卷三十胡桃条引〔宋〕
苏颂《图经本草》。

蒲黄散

可缓解坠落损伤后疼
痛烦躁的症状

【组成】

蒲黄适量。

【做法】

将蒲黄研成
粉末。

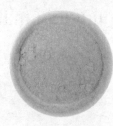

【用法】

每次取10克药粉，空腹时用温酒冲
服，每日2~3次。

【出处】

《本草纲目》卷十九香蒲、蒲黄条引
《塞上方》。

茄干散

可缓解磕碰后瘀青肿
胀的症状

【组成】

老黄茄子1根。

【做法】

将茄子切成约1厘米厚的片状，放
到新瓦上烘烤，烤干后研成粉末。

【用法】

睡前用温酒冲服4克，一夜后瘀青
肿胀好转。

【出处】

《本草纲目》卷二十八茄条引《胜
金》。

泽兰外涂

可缓解跌打损伤
后瘀血肿胀症状

【组成】

生泽兰10克。

【做法】

将泽兰捣烂。

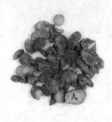

【用法】

直接涂在受伤
处的四周，每日2~3次。

【出处】

《本草纲目》卷十四泽兰条引〔明〕
李时珍《濒湖集简方》。

半夏粉

可改善跌打损伤有
瘀痕的症状

【组成】

半夏50克。

【做法】

将半夏研成粉
末，加水调成
糊状。

【用法】

直接涂在受伤处，一个晚上便可
见效。

【出处】

《本草纲目》卷十七半夏条引《永类
钤方》。

豆豉煎

可改善殴打损伤至腹部瘀血闷痛的症状

【组成】

豆豉 100 克。

【做法】

将豆豉倒入 600 毫升水中煎煮，沸腾后翻滚 3~5 次便可，取药汁。

【用法】

分 3 次服用，每日 3 次。

【出处】

《本草纲目》卷二十五大豆豉条引〔唐〕孙思邈《千金方》。

地黄酒煎

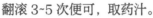

可缓解腹部受伤后腹内有瘀血的症状

【组成】

生地黄汁 600 毫升，白酒 300 毫升。

【做法】

将生地黄汁倒入白酒中一起煎煮，煎到约一半量时，取药汁。

【用法】

将药汁分 3 次服用，每日 3 次。

【出处】

《本草纲目》卷十六地黄条引〔唐〕孙思邈《千金方》。

【专家提示】

腹部受伤后出现腹痛症状的，必须立即到医院检查。在确定内脏没有受伤，且后来遗留腹痛症状的，可用此方。

萝卜外敷

可促进跌打损伤后血肿消散

【组成】

萝卜 1 枚。

【做法】

将萝卜捣烂。

【用法】

直接敷在血肿处，每日 1~2 次。

【出处】

《本草纲目》卷二十六莱菔条引邵氏方。

荷花散

可改善坠落伤后胸部闷痛呕血的症状

【组成】

干荷花适量。

【做法】

将荷花研成粉末。

【用法】

每次取药粉 1 克，用酒冲服，每日 2~3 次。

【出处】

《本草纲目》卷三十三莲藕条引〔明〕杨拱《医方摘要》。

神曲酒

可缓解腰扭伤疼痛的症状

【组成】

神曲 30 克，酒 100 毫升。

【做法】

将神曲烧红后，立即放入酒中。

【用法】

乘热将酒服下，每日 2~3 次。

【出处】

《本草纲目》卷二十五附诸药酒条。

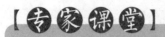

【专家课堂】

　　生活中跌打损伤几乎每日都可以看到，三七粉作为跌打损伤的"圣药"，可以作为生活必备药。损伤后 24 小时内不要用热毛巾敷或者熏洗，要用冰块或者冷水浸湿的毛巾冷敷，防止出血更多。受伤 24 小时后可以用热毛巾敷没有皮外伤的地方，以促进血液循环。云南白药是外伤常用药，但需注意，服药期间不要吃蚕豆、鱼类、辛辣、酸冷等刺激性的食物，此外此药孕妇不可用。爱球类运动的人易受伤，平时应多注意腕、膝和踝关节的保护。

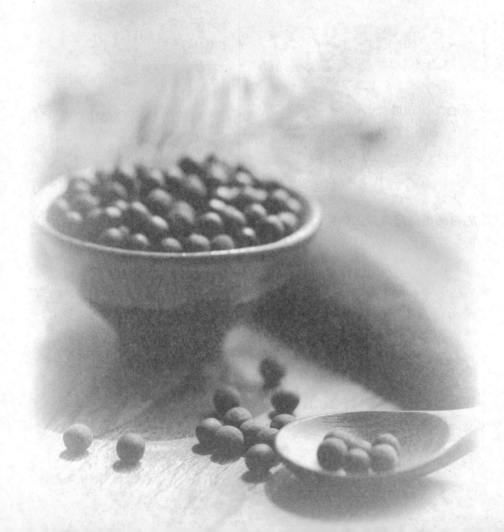

【骨折】

　　骨折是指骨的完整性和连续性中断，通俗说就是完整骨头断裂或出现畸形，影响到相应的运动功能。骨折病因大致可分为创伤和骨骼疾病两种：由创伤引起的，称为创伤性骨折；由骨骼疾病所致的，如骨髓炎、骨肿瘤等使骨质破坏，受轻微外力即发生骨折，称为病理性骨折。临床表现以疼痛、肿胀、活动功能障碍为主。骨折特征是出现肢体畸形，手指触摸骨折处时，因骨折断端相互触碰或摩擦会产生骨擦音，以及肢体出现骨头完好时无法做出的一些异常活动。

　　本节所讲骨折限于创伤性骨折，包括打伤、压伤、摔伤、刀枪伤、撞击伤等造成的骨折，兼有软组织损伤表现。介绍的验方可有效缓解骨折时疼痛、肿胀、出血等症状，并能促进骨折愈合，及时缓解病人难受的症状，防止病情恶化。

消肿止痛膏药

可改善骨折后血肿疼痛的症状

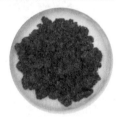

【组成】
米粉 160 克，没药、乳香各 20 克。

【做法】
将米粉炒黄，倒入没药、乳香后混匀，加酒调成膏状。

【用法】
直接贴在受伤处。

【出处】
《本草纲目》卷三十四没药条引《御药院方》。

四味止痛散

可改善骨折后肿痛的症状

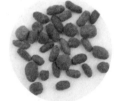

【组成】
五灵脂、白及各 40 克，乳香、没药各 10 克。

【做法】
将上述药物一起研成粉末，倒入温开水和香油一同混匀，调成糊状。

【用法】
直接涂在肿痛处，每日 1~2 次。

【出处】
《本草纲目》卷四十八寒号虫条引〔明〕朱权《乾坤生意秘韫》。

合欢芥菜散 | 可促进骨折愈合

【组成】

合欢皮160克，
芥菜子40克。

【做法】

将合欢皮炒黑，
再与芥菜子一起研成粉末。

【用法】

每次取药粉10克，睡前用温酒冲服。

【出处】

《本草纲目》卷三十五合欢条引〔南宋〕王璆《百一选方》。

【专家提示】

可以用新鲜合欢皮与芥菜子一起捣烂，然后直接敷在骨折处，有助于骨折愈合。

白及散 | 可改善骨折后肿胀疼痛的症状

【组成】

白及适量。

【做法】

将白及研成粉末。

【用法】

每次取药粉10克，用酒送服，每日2~3次。

【出处】

《本草纲目》卷十二白及条引《永类方》。

鸡血酒 | 可缓解骨折后疼痛的症状

【组成】

公鸡1只。

【做法】

将公鸡杀掉，取鸡血1碗。

【用法】

用时根据个人酒量，取半碗或1碗酒，倒入鸡血中混匀后喝下。片刻后疼痛减轻。

【出处】

《本草纲目》卷四十八鸡条引《青囊》。

牛膝外敷方 | 可改善骨折伴扭伤肿胀疼痛的症状

【组成】

生杜牛膝适量。

【做法】

将杜牛膝捣烂。

【用法】

直接敷在受伤处。

【出处】

《本草纲目》卷十六牛膝条引〔明〕胡濙《卫生易简方》。

瓜蒌外涂方 | 可改善骨折后疼痛的症状

【组成】

生瓜蒌根适量。

【做法】

将瓜蒌根捣烂。

【用法】

直接敷在骨折处，然后用布包裹，等热消退后，疼痛便可减轻。

【出处】

《本草纲目》卷十八栝楼条引葛洪《肘后方》。

栀子外涂方

可改善骨折后瘀血疼痛的症状

【组成】

栀子 100 克，
面粉 60 克。

【做法】

将栀子研成粉末，混入面粉，加水调成糊状。

【用法】

直接涂抹在受伤处。

【出处】

《本草纲目》卷三十六栀子条引〔明〕李时珍《濒湖集简方》。

枫香散 | 可治疗筋骨被金属切割伤

【组成】

枫香适量。

【做法】

将枫香研成粉末。

【用法】

直接敷在伤口处，每日 2~3 次。

【出处】

《本草纲目》卷三十四枫香脂条引〔元〕危亦林《得效方》。

四味接骨方

可用于骨折固定时以促进骨头生长愈合

【组成】

五灵脂 40 克，茴香 5 克，乳香 20 克，黄米适量。

【做法】

将五灵脂与茴香一起研成粉末，乳香单独研成粉末。另煮黄米粥。

【用法】

先在伤口疼痛处敷上乳香粉止痛，然后涂上黄米粥，再撒上五灵脂与茴香所做的药粉，最后用布包裹后，用木板加以固定。

【出处】

《本草纲目》卷四十八寒号虫条引〔金〕张子和《儒门事亲》。

土鳖虫散 | 可促进骨折愈合

【组成】

土鳖虫适量。

【做法】

将土鳖虫烘干至表面棕褐色，然后研成粉末。

【用法】

每次取药粉 10 克，用酒冲服，每日 1~2 次。

【出处】

《本草纲目》卷四十一蛰虫条引杨拱《摘要方》。

苏木粉 | 可促进金属切割导致的手指骨折的愈合

【组成】

苏木 50 克，蚕茧适量。

【做法】

将苏木研成粉末。

【用法】

将药粉敷在骨折处，再用蚕茧包裹固定。

【出处】

《本草纲目》卷三十五苏方木条引《摄生方》。

南星姜汁外涂方

可治疗下颌骨脱白复位后的不适症状

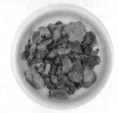

【组成】

天南星50克，
生姜1大块。

【做法】

将天南星研成粉末，生姜捣烂取汁，用生姜汁将天南星粉末调成糊状。

【用法】

睡前涂抹在两侧颞颌关节处。

【出处】

《本草纲目》卷十七虎掌、天南星条引《医说》。

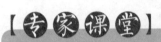【专家课堂】

　　出现骨折时，要及时处理，严重的应立即到医院作相应的复位和固定。在骨折治疗中，应尽早做相应的锻炼活动，以促进骨折愈合，防止发生肌肉萎缩、骨质疏松、关节僵硬以及坠积性肺炎等并发症。锻炼要根据骨折部位、类型、稳定程度，选择适当的姿势，在专业人员的指导下进行，动作要协调，循序渐进，逐步加大活动量，从复位、固定后便开始相应锻炼。骨折早期，患者应多做肌肉舒缩活动；中期，逐步活动骨折上下关节，以促进瘀血的吸收消散和骨折愈合；后期锻炼患肢关节功能和肌力。

七、

─【烧烫伤】─

　　本节所讲烧烫伤是指由于火焰、开水、热油、热汤等热力直接接触身体，造成的组织损伤，是生活中常见的意外伤害。临床上主要表现为：局部皮肤发红、肿胀，剧烈疼痛，或伴有水疱。根据烧伤程度，划分为3度：一度烧烫伤只伤及表皮层，受伤的皮肤发红、肿胀、干燥，疼痛伴有烧灼感，但无水疱出现；二度烧烫伤伤及真皮层，局部红肿、发热，疼痛剧烈难忍，有明显水疱出现；三度烧烫伤伤及全层皮肤包括皮肤下面的肌肉骨骼，皮肤焦黑、坏死，疼痛因痛觉消失而不明显。

　　对于烧烫伤，应及时处理，以减轻带来的肿胀、疼痛等不适，并防止皮肤损伤进一步加重而导致皮肤坏死等严重后果的出现，此外，早期处理可以减少瘢痕的形成。而本节所涉及的验方主要用于缓解烧烫伤引起的肿胀、疼痛、烧灼感、水疱等症状，以及艾灸灼伤后出血、水疱或长期不愈等情况。

栀子蛋外涂方

可缓解开水烫伤或火烧伤后疼痛的症状

【组成】
栀子30克，
鸡蛋1枚。

【做法】
将栀子研成粉末，加入鸡蛋蛋清调匀。

【用法】
直接涂在受伤处，每日1~2次。

【出处】
《本草纲目》卷三十六栀子条引《救急方》。

鸡蛋酒外洗方

可促进烧烫伤后皮肤生长愈合

【组成】
鸡蛋2枚，白酒100毫升。

【做法】
将鸡蛋蛋清倒入白酒中，混合均匀。

【用法】
直接清洗受伤处，每日3~4次。

【出处】
《本草纲目》卷四十八鸡条引《经验秘方》。

【专家提示】
忌食辛辣、发物食品。

一味祛疤贴
可用于烧烫伤后止痛祛疤

【组成】

粟米 100 克。

【做法】

将粟米炒焦，然后倒入一大碗水中浸泡 1 小时后，取汤汁煎煮，煎到黏稠状。

【用法】

直接涂在受伤处，每日 1~2 次。

【出处】

《本草纲目》卷二十三粟条引崔行功《纂要》。

【专家提示】

也可以将粟米一半炒焦，与另一半未炒的一起研成粉末，加酒调成糊状，再涂在患处。

白蔹粉
可改善烧烫伤后的红肿疼痛症状

【组成】

白蔹 50 克。

【做法】

将白蔹研成粉末。

【用法】

直接敷在受伤处，每日 2~3 次。

【出处】

《本草纲目》卷十八白蔹条引〔唐〕王焘《外台秘要》。

寒水石粉
可缓解开水烫伤或火灼伤后疼痛的症状

【组成】

寒水石适量。

【做法】

将寒水石煅烧红透，稍冷却后研成粉末。

【用法】

直接敷在受伤处，每日 2~3 次。

【出处】

《本草纲目》卷十一凝水石条引〔明〕胡濙《卫生易简方》。

石膏粉
可缓解热油烫伤后红肿灼痛的症状

【组成】

石膏适量。

【做法】

将石膏研成粉末。

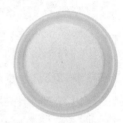

【用法】

直接敷在受伤处，每日 2~3 次。

【出处】

《本草纲目》卷九石膏条引〔隋〕《梅师集验方》。

白蜜外涂方
可缓解热油烫伤后疼痛的症状

【组成】

白蜜适量。

【做法】

按烫伤面积取适量白蜜。

【用法】

直接涂在受伤处，每日 2~3 次。

【出处】

《本草纲目》卷三十九蜂蜜条引《梅师》。

猪胆柏外涂方

可改善烧烫伤后出现水疱的症状

【组成】

猪胆1枚，黄柏100克。

【做法】

将黄柏研成粉末，加入猪胆汁调成糊状。

【用法】

直接涂抹在受伤处，每日2~3次。

【出处】

《本草纲目》卷五十豕条引〔唐〕王焘《外台秘要》。

白糖灰外涂方

可改善烧烫伤后水疱渗液的症状

【组成】

白糖适量。

【做法】

将白糖烧灰。

【用法】

将灰涂在受伤处，每日2~3次。

【出处】

《本草纲目》卷二十五饴糖条引〔南朝齐〕陈延之《小品方》。

灶心土外洗方

可缓解艾灸烫伤皮肤后肿痛的症状

【组成】

灶心土100克。

【做法】

将灶心土倒入1000毫升水中煎煮，沸腾后10分钟取出药汁。

【用法】

用药汁淋洗受伤处，每日1~2次。

【出处】

《本草纲目》卷七伏龙肝条引〔唐〕孙思邈《千金方》。

黄芩散

可缓解艾灸烫伤皮肤后出血不止的症状

【组成】

酒炙黄芩适量。

【做法】

将黄芩研成粉末。

【用法】

每次取药粉6克，用酒冲服。

【出处】

《本草纲目》卷十三黄芩条引李楼《怪证奇方》。

乌矾粉外涂方

可用于艾灸烫伤后长期不愈的情况

【组成】

乌贼骨、白矾等量。

【做法】

将乌贼骨、白矾一起研成粉末。

【用法】

直接敷在受伤处，每日2~3次。

【出处】

《本草纲目》卷四十四乌贼鱼条引〔唐〕孙思邈《千金方》。

第六章 调治外伤科病症的偏方

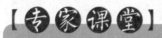

【专家课堂】

　　烧烫伤如果面积大于 10%，或出现三度烧伤的症状时，应及时送往医院治疗。如果路程较远的，可选择适合的验方简单处理后，立即到医院作进一步治疗。烧烫伤更重要的是在平时预防，用火、烧水时应注意安全；家里有小孩的，开水、热汤、热粥要放好，以免烫伤小孩，并教育小孩不要玩火。出现烧烫伤时要鼓励患者进食，可以用绿豆汤、西瓜汁、水果露、银华甘草汤等代茶频服，多食新鲜蔬菜、水果、禽蛋、瘦肉制品，忌食辛辣、肥腻、鱼腥之品。

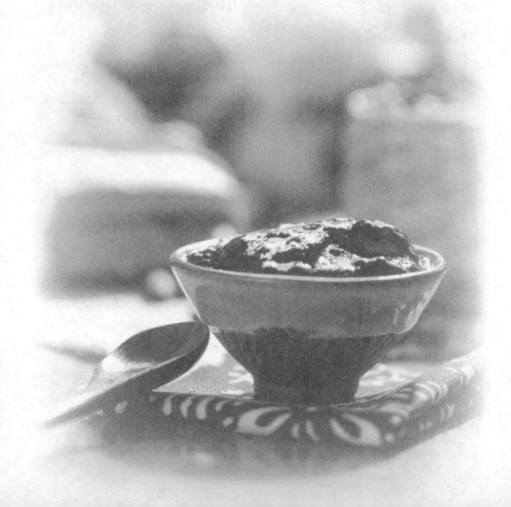

【各种咬伤】

　　咬伤指人或动物的牙齿用力咬合造成的损伤，通常所说的咬伤，一般指各种动物造成的，在日常生活中也属于常见的外伤病。动物咬伤后会出现红肿、疼痛、出血等症状，需要及时处理。带毒的动物咬伤后会出现中毒症状，如伤口剧痛、气水疱、周围皮肤迅速红肿或者麻木等局部症状，以及头晕、胸闷、四肢乏力、视物模糊、昏迷、寒战发热等全身症状。因而咬伤不容小觑。

　　我们日常生活中常见的带毒动物，有蛇、蝎、蜂、蜘蛛、蜈蚣、毒虫、狂犬等，如果不小心被这些东西咬伤后，要马上处理，以减轻疼痛，缓解中毒症状或减缓毒性发作，这时前人留下的验方不妨一用。

桂心瓜蒌粉

可缓解毒蛇咬伤后中毒的症状

【组成】

桂心、瓜蒌等量。

【做法】

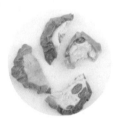

将桂心和瓜蒌一起研成粉末，塞入竹筒中密封好。

【用法】

遇毒蛇咬伤后，立即取出药粉敷在咬伤处。

【出处】

《本草纲目》卷三十四桂条。

【专家提示】

药粉塞入竹筒中，一定要密封严实，否则药效大减。

干姜雄黄粉

可避免蛇蝎咬伤或紧急处理咬伤情况

【组成】

干姜、雄黄等量。

【做法】

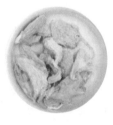

将干姜、雄黄一起研成粉末后装入布袋中，然后佩戴在身上。

【用法】

如果被蛇蝎咬伤，立即取出药粉敷在咬伤处。

【出处】

《本草纲目》卷二十六干姜条引〔唐〕《贞元广利方》。

薤白外敷方
可改善毒蛇咬伤的症状

【组成】

生薤白适量。

【做法】

将薤白捣烂。

【用法】

直接敷在咬伤处，每日2~3次。

【出处】

《本草纲目》卷二十六薤条引徐王方。

丁香蜜外涂方
可缓解蝎子刺伤后红肿疼痛的症状

【组成】

丁香30克，蜂蜜50毫升。

【做法】

将丁香研成粉末，加入蜂蜜调匀。

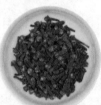

【用法】

直接涂在受伤处，每日2~3次。

【出处】

《本草纲目》卷三十四丁香条引〔宋〕《圣惠方》。

蒲公英外贴方
可缓解蛇咬伤后肿胀疼痛的症状

【组成】

生蒲公英适量。

【做法】

将蒲公英捣烂。

【用法】

直接贴在咬伤处，每日4~5次。

【出处】

《本草纲目》卷二十七蒲公英条引《救急方》。

蜀椒外涂方
适用于缓解蝎子刺伤的症状

【组成】

蜀椒（花椒）适量。

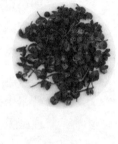

【做法】

将蜀椒嚼细嚼烂。

【用法】

直接敷在刺伤处，每日2~3次。敷药后有麻的感觉，片刻后消失。

【出处】

《本草纲目》卷三十二蜀椒条引王英《杏林摘要》。

青蒿外敷方
可缓解毒蜂刺伤后中毒的症状

【组成】

青蒿适量。

【做法】

将青蒿嚼烂。

【用法】

直接敷在刺伤处四周，每日2~3次。

【出处】

《本草纲目》卷十五青蒿条引〔晋〕葛洪《肘后方》。

薄荷叶外贴方

可改善蜜蜂刺伤肿痛的症状

【组成】

生薄荷叶适量。

【做法】

将薄荷叶揉烂。

【用法】

直接贴在刺伤处，每日2~3次。

【出处】

《本草纲目》卷十四薄荷条引〔唐〕王焘《外台秘要》。

独头蒜外擦方

可缓解蜈蚣咬伤后疼痛的症状

【组成】

独头蒜1枚。

【做法】

将独头蒜切成两半。

【用法】

直接用独头蒜切面涂咬伤处，疼痛立刻好转。

【出处】

《本草纲目》卷二十六葫条引《梅师》。

香油盐外涂方

可缓解蜘蛛咬伤中毒的症状

【组成】

香油20毫升，盐10克。

【做法】

将盐放入香油中调匀。

【用法】

直接涂在咬伤处，每日2~3次。

【出处】

《本草纲目》卷二十二胡麻条引〔明〕朱橚《普济方》。

祛毒散

可改善各种虫蛇咬伤后中毒的症状

【组成】

白矾、甘草等量。

【做法】

将白矾、甘草一起研成粉末。

【用法】

凡遇虫蛇咬伤，有中毒症状者，立即用冷水冲服8克药粉。

【出处】

《本草纲目》卷十一矾石条引〔元〕萨谦斋《瑞竹堂经验方》。

青黛雄黄散

可缓解各种毒虫咬伤的症状

【组成】

青黛、雄黄等量。

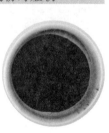

【做法】

将青黛、雄黄一起研成粉末。

【用法】

取8克药粉，用新取井水（或冷水）冲服。

【出处】

《本草纲目》卷十六青黛条引〔宋〕初虞世《古今录验方》。

地黄汁外涂方

可改善疯狗咬伤后的症状

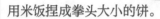

【组成】

生地黄适量。

【做法】

将生地黄捣烂取汁100毫升，用米饭捏成拳头大小的饼。

【用法】

用饭饼蘸上药汁涂抹伤口处，每日4~5次。

【出处】

《本草纲目》卷十六地黄条引《百一方》。

【专家提示】

同时可以用生姜捣烂取汁饮用。

乌梅散

可缓解疯狗咬伤后中毒的症状

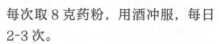

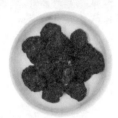

【组成】

乌梅适量。

【做法】

将乌梅研成粉末。

【用法】

每次取8克药粉，用酒冲服，每日2~3次。

【出处】

《本草纲目》卷二十九梅条引〔唐〕孙思邈《千金方》。

【专家课堂】

　　人们外出过程中，难免会被虫蛇等咬伤，因此，外出过程中需要注意避开潮湿、阴暗、杂草树丛茂密的地方，还有石缝、竹林等，这些地方往往是虫蛇喜欢待的地方。房屋内保持干燥，阴暗的角落不要放置太多东西。远离狂躁的狗等容易伤人的动物。如果被虫蛇咬伤后，及时用酒精或肥皂水清洗伤口，可简单止血包扎，然后及时去医院打破伤风针。

九、

【破伤风】

破伤风是因为体表破损，而受破伤风杆菌感染所致的疾病。表现为肌肉痉挛和抽搐、苦笑面容、牙齿紧闭、四肢抽搐、颈项僵直、高热、呼吸困难，以及因项背高度僵直，而使身体弯曲头后仰成弓状的角弓反张等症状。根据临床表现可分为潜伏期、前驱期、发作期、后期。其中发作期症状最为明显。根据病因不同，可分为外伤引起的金创痉、产后发生的产后痉、新生儿断脐不当引起的小儿脐风等，其中以外伤引起的较为常见。

破伤风在生活中最常见的发生情况是由生锈的金属割伤或将伤口暴露在污染的环境中而引起，发作前症状不明显，发作时症状危重，如果不及时处理，会危及生命安全。前人对此早有认识，有许多实用的小偏方。

三味止痉膏

可缓解破伤风病痉挛僵直的症状

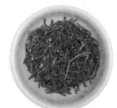

【组成】

威灵仙20克，
独头蒜1个，
香油10毫升。

【做法】

将上述3种药物一起捣烂成膏状。

【用法】

用热酒冲服，每日2~3次，出汗后好转。

【出处】

《本草纲目》卷十八威灵仙条引〔明〕胡濙《卫生易简方》。

南星半夏散

可缓解破伤风发作时角弓反张的症状

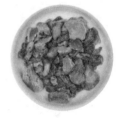

【组成】

天南星、半夏等量，生姜汁、竹沥各60毫升。

【做法】

将天南星、半夏一起研成粉末，将生姜汁、竹沥混合均匀。

【用法】

用混合后的药汁冲服4克药粉，再用艾条灸病人印堂穴处。

【出处】

《本草纲目》卷十七虎掌、天南星条引《摘玄方》。

乌头散

可缓解破伤风病发作时的症状

【组成】

草乌头。

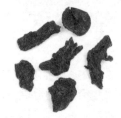

【做法】

将草乌头研成粉末。

【用法】

每次取1克药粉，用温酒冲服，每日1~2次，使出汗。

【出处】

《本草纲目》卷十七乌头条引〔明〕朱权《寿域神方》。

蝉蜕散

可缓解破伤风抽搐痉挛的症状

【组成】

蝉蜕适量。

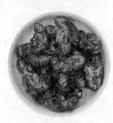

【做法】

将蝉蜕表面炒焦后研成粉末。

【用法】

每次取药粉4克，用酒冲服，每日2~3次。

【出处】

《本草纲目》卷四十一蝉蜕条引〔明〕虞抟《医学正传》。

雄黄白芷散

可缓解破伤风发作昏迷的症状

【组成】

雄黄20克，白芷29克。

【做法】

将雄黄与白芷一起研成粉末，

倒入一碗白酒中煎煮，沸腾后取药汁。

【用法】

直接灌服。

【出处】

《本草纲目》卷九雄黄条引〔明〕邵以正《秘传经验方》。

血余何首散

可缓解破伤风发作抽搐、昏迷的症状

【组成】

血余炭、何首乌各10克。

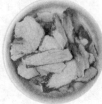

【做法】

将血余炭与何首乌一起研成粉末，倒入一碗白酒中，搅拌均匀。

【用法】

直接灌服，片刻后再次灌服。

【出处】

《本草纲目》卷五十二乱发条引《本草衍义》。

蜈蚣散

可缓解破伤风病发作时牙齿紧闭、昏迷的症状

【组成】

蜈蚣3只。

【做法】

将蜈蚣研成粉末。

【用法】

将药粉擦在牙齿上，使药粉溶解在病人唾液中后自行流入口里，效果较好。

【出处】

《本草纲目》卷四十二蜈蚣条引〔宋〕《圣惠方》。

面粉外涂方 | 可缓解破伤风病抽搐的症状

【组成】

面粉、盐各 30 克。

【做法】

将盐稍微炒热，然后与面粉一起用水调成糊状。

【用法】

直接涂在伤口处，每日 2~3 次。

【出处】

《本草纲目》卷二十二小麦条引〔明〕朱橚《普济方》。

玉真散

可缓解破伤风发作时僵直、抽搐、牙齿紧闭的症状

【组成】

天南星、防风各 30 克。

【做法】

将天南星与防风一起研成粉末。

【用法】

用温酒灌服 4 克药粉，剩下的用水调成糊状敷在伤口处。

【出处】

《本草纲目》卷十七虎掌、天南星条引〔宋〕陈言《三因方》。

追风散 | 可缓解破伤风病痉挛、呼吸困难的症状

【组成】

蝉蜕 20 克，葱 200 克。

【做法】

将葱捣烂取汁，再将蝉蜕研成粉末后倒入葱汁中，调成糊状。

【用法】

直接涂在伤口处，每日 1~2 次，腥臭血水流出后好转。

【出处】

《本草纲目》卷四十一蝉蜕条引〔明〕朱橚《普济方》。

独圣散 | 可改善破伤风病的症状

【组成】

干苏方木适量。

【做法】

将苏方木研成粉末。

【用法】

每次取 10 克药粉，用酒冲服，每日 2~3 次。

【出处】

《本草纲目》卷三十五苏方木条引〔明〕朱橚《普济方》。

【专家课堂】

当身体上出现伤口时，要正确处理，特别是污染的或较深的创口要早期彻底清创，去除坏死组织，对可疑感染的伤口，要做充分的引流，不过早缝合，可用 3% 过氧化氢或高锰酸钾溶液冲洗伤口。如果方便的，最好到医院预防性注射破伤风类毒素，若无抗毒素时，可以选用以上蝉蜕散或玉真散服用。

十、

【痔疮】

痔疮，指直肠末端黏膜下和肛管皮肤下静脉丛发生扩张和屈曲所形成的柔软静脉团，是一种常见的肛肠疾病。有内痔、外痔、混合痔之分。痔疮的原因主要为先天静脉壁薄弱，兼因过食辛辣，或久坐久立、负重远行、粪便秘结、妇女生育过多等因素所致。痔疮容易复发，其原因一般有饮食习惯不良、个人卫生不良、缺乏运动、排便习惯不良等。该病有内治、外治等多种疗法，以下列出一些偏方，内治、外治均包括在内可做参考。

马齿苋煎 | 可改善刚长出不久的痔疮

【组成】

新鲜的或晒干的马齿苋适量。

【做法】

用水煎煮。

【用法】

乘热饮用药汁，同时可用药汁熏洗痔疮周围。

【出处】

《本草纲目》卷二十七马齿苋条引《杨氏经验方》。

五倍子煎 | 可改善痔疮

【组成】

五倍子适量。

【做法】

用水煎煮。

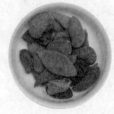

【用法】

用药汁熏洗痔疮周围。

【出处】

《本草纲目》卷三十九五倍子条引《直指方》。

槐叶茶

可改善排便前出血多、血色鲜红、肛门无肿痛的症状

【组成】

槐叶 660 克。

【做法】

晒干研成粉末。

【用法】

乘热代茶饮服。

【出处】

《本草纲目》卷三十五槐条引〔唐〕昝殷《食医心镜》。

【专家提示】

此药茶长期服用有明目作用。

蒲黄散

可改善肛门内长有凸起似大豆状的
赘生物且经常出血的痔疮

【组成】

蒲黄粉末适量。

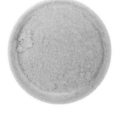

【用法】

取1克，空腹
时用温酒送服，
每日3次。

【出处】

《本草纲目》卷十九香蒲、蒲黄条引
《塞上方》。

黄连散

可改善肛门内长有像鸡冠状、硬且
红肿疼痛的痔疮

【组成】

黄连粉末适量。

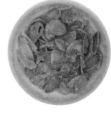

【用法】

直接敷于痔疮上。

【出处】

《本草纲目》卷
十三黄连条引《斗门方》。

【专家提示】

此种痔疮不要搔抓，抓破后容易出血。
黄连粉末中加入赤小豆粉末效果更好。

白头翁散

可改善离肛门较近的痔疮，以疼痛
和有异物感为主要症状

【组成】

白头翁的根适量。

【做法】

将根捣烂。

【用法】

直接涂于痔
疮上。

【出处】

《本草纲目》卷
十二白头翁条
引〔明〕胡濙《卫生易简方》。

郁金散 | 可改善痔疮肿胀疼痛的症状

【组成】

郁金粉末适量。

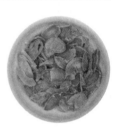

【做法】

用适量的水
搅拌。

【用法】

直接涂在痔疮处。

【出处】

《本草纲目》卷十四郁金条引〔明〕
杨拱《医方摘要》。

威灵仙煎 | 可改善痔疮肿胀疼痛的症状

【组成】

威灵仙120克。

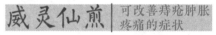

【做法】

用水煎煮，取
药汁。

【用法】

乘热用药汁熏蒸痔疮，再用药汁洗痔
疮，待药汁冷后再加温，再重复。

【出处】

《本草纲目》卷十八威灵仙条引《外
科精义》。

冬瓜煎

可改善痔疮肿胀疼痛的症状

【组成】

冬瓜适量。

【做法】

冬瓜去皮，用水煎煮，取药汁。

【用法】

乘热用药汁洗痔疮。

【出处】

《本草纲目》卷二十八冬瓜条引〔明〕周定王《袖珍方》。

益母草汁

可改善肛门部有痔疮且有便血的症状

【组成】

新鲜益母草适量。

【做法】

捣烂，取药汁。

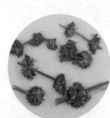

【用法】

直接饮用。

【出处】

《本草纲目》卷十五茺蔚条引〔唐〕昝殷《食医心镜》。

白芷散

可改善痔疮出血的症状

【组成】

白芷适量。

【做法】

部分研成粉末，部分用水煎煮取药汁。

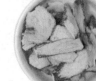

【用法】

粉末取 8 克，以米汤送服，同时，

用药汁熏洗痔疮。

【出处】

《本草纲目》卷十四白芷条引《直指方》。

葱白煎

可改善肛门周围形成脓肿伴寒战发热、痔疮出血的症状

【组成】

葱白 2000 克。

【做法】

用水煎煮，取药汁。

【用法】

直接用药汁熏洗肛门周围。

【出处】

《本草纲目》卷二十六葱条引〔唐〕王焘《外台秘要》。

黄连枳壳丸

可改善痔疮伴排便困难的症状

【组成】

黄连、枳壳等量。

【做法】

将黄连、枳壳研成粉末，用水混合搅拌，搓成梧桐子大小颗粒。

【用法】

每次服用 50 粒，空腹时用米汤送服。

【出处】

《本草纲目》卷十三黄连条引《医方大成》。

痔疮会影响生活、工作、学习等，该病重在预防。要拥有一个良好的饮食习惯，少吃辛辣、油腻等带刺激性的食物，如辣椒、辣酱、胡椒等；保持排便通畅；积极锻炼身体，促进血液循环，减少痔疮发生；做好肛门周围的清洁卫生，保持良好的个人卫生习惯。

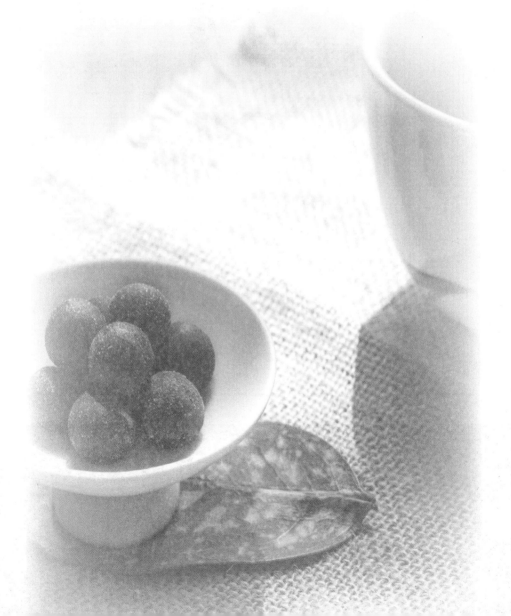

第六章　调治外伤科病症的偏方

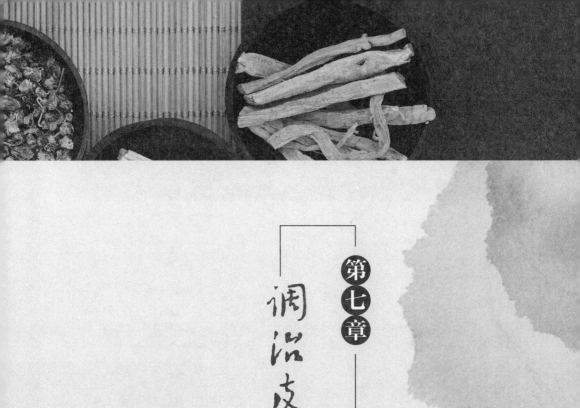

第七章

调治皮肤科病症的偏方

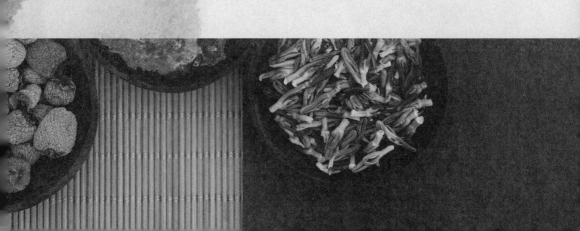

【皮肤瘙痒】

皮肤瘙痒是一种无明显原发性皮肤损害而以瘙痒为主要症状的皮肤感觉异常的皮肤病。其表现特点：皮肤阵发性瘙痒，搔抓后常出现抓痕、血痂、皮肤色泽变暗和粗糙如苔藓样等特征。临床上既可只局限于阴部、肛门周围，也可出现在身体各处，以前者较为常见。本病好发于老年及青壮年，多见于冬季，少数也有夏季发作的。

皮肤瘙痒在生活中属于常见病，如果没有得到有效的处理或治疗，病人常常会因瘙痒剧烈而影响睡眠，甚至出现头晕、精神抑郁及食欲缺乏的症状。所以出现皮肤瘙痒时，要积极治疗。

枳壳饮 | 可缓解皮肤瘙痒的症状

【组成】

枳壳120克。

【做法】

将枳壳麸炒后，研成粉末。

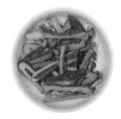

【用法】

每次取10克药粉，放入300毫升水中煎煮，煎到六分量时，去渣取药汁，乘热服用，留一小部分涂在瘙痒处。

【出处】

《本草纲目》卷三十六枳条引《经验后方》。

【专家提示】

用猛火将锅烧热，撒入麦麸至起烟时，投入药材，不断翻动并适当控制火力，炒到药材表面呈米黄色或深黄色时取出，筛去麸皮放凉。

赤土散 | 可缓解皮肤瘙痒的症状

【组成】

赤土（代赭石）适量。

【做法】

将赤土研成粉末。

【用法】

每次取药粉4克，空腹时用温酒冲服，每日2~3次。

【出处】

《本草纲目》卷七赤土条引《御药院方》。

白术散 可缓解时发时止的皮肤瘙痒

【组成】
白术适量。

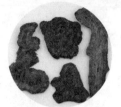

【做法】
将白术研成粉末。

【用法】
每次取一小勺（1~2克）药粉，用温酒冲服，每日2~3次。

【出处】
《本草纲目》卷十二术条引〔唐〕孙思邈《千金方》。

苍耳子散 可缓解剧烈的皮肤瘙痒

【组成】
苍耳子茎、苍耳子叶、苍耳子多等量。

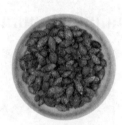

【做法】
将上述药物一起研成粉末。

【用法】
每次取药粉8克，用黄酒冲服，每日2~3次。

【出处】
《本草纲目》卷十五枲耳条引〔宋〕《圣惠方》。

铁锈水外涂 可缓解皮肤瘙痒的症状

【组成】
生锈的铁块或铁棒1块。

【做法】
将铁放入100毫升水中研磨5分钟左右。

【用法】
直接将研磨后的水涂在瘙痒处，每日1~2次。

【出处】
《本草纲目》卷八铁锈条引〔明〕李时珍《濒湖集简方》。

赤小豆外涂 可缓解皮肤瘙痒的症状

【组成】
赤小豆、荆芥穗各10克，鸡蛋1枚。

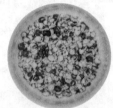

【做法】
将赤小豆与荆芥穗一起研成粉末，加入鸡蛋清调匀。

【用法】
直接涂在瘙痒处，每日1~2次。

【出处】
《本草纲目》卷二十四赤小豆条。

蚕沙煎外洗 可缓解皮肤瘙痒粗糙的症状

【组成】
蚕沙200克。

【做法】
将蚕沙倒入3300毫升水中煎煮，煎到1/4量时，取药汁。

【用法】
直接用药汁洗浴，每日1次，注意避风。

【出处】
《本草纲目》卷三十九原蚕条引〔宋〕《圣惠方》。

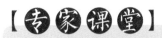

【专家课堂】

　　皮肤瘙痒应避免一些可能加重病情的因素，如搔抓、烫洗、大量的皮肤清洁剂，尤其是勿用肥皂水烫洗。平时最好穿纯棉制品，不要过紧，尤其在运动后要及时换洗。多食新鲜的蔬菜和水果，不吃或少吃辛辣之品，限制饮用酒类、浓茶、咖啡等。

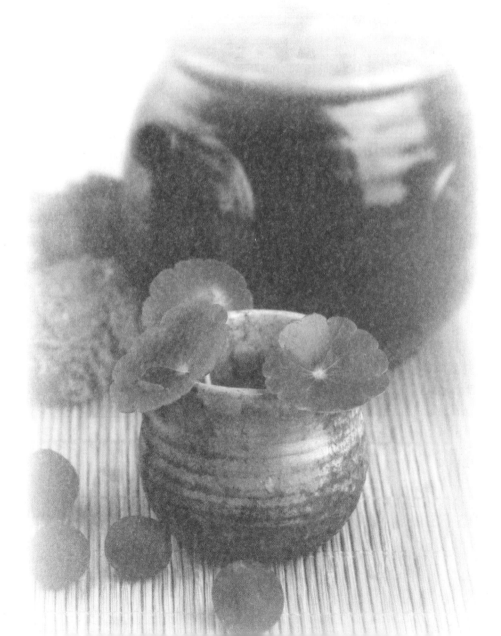

第七章 调治皮肤科病症的偏方

二、

【荨麻疹】

　　荨麻疹是指皮肤出现红色或白色、时隐时现、边缘清楚的瘙痒性风团，属于过敏性皮肤病的一种。特点是皮肤上出现瘙痒性团块，可发生于任何部位，突然出现又可突然消退，毫无规律，消退后不留痕迹。有些患者偶尔会出现怕冷、发热、恶心呕吐，甚至呼吸困难或晕厥等症状。

　　虽然荨麻疹可自行消退，但是如果不及时治疗，会严重影响到工作和生活，不容忽视。而荨麻疹给人们带来的不便或影响，主要是它的时隐时现、剧烈瘙痒的症状，让人难以应对。恰好古人对荨麻疹也有不少实用的验方，如果苦于没有应对的方法时，不妨试试。

吴茱萸外洗方

适用于改善老人或小儿长荨麻疹的情况

【组成】
吴茱萸 30 克，
白酒 400 毫升。

【做法】
将吴茱萸倒入
白酒中煎煮，
沸腾后取药酒。

【用法】
用酒擦洗患处，每日 1~2 次。

【出处】
《本草纲目》卷三十二吴茱萸条引
〔唐〕孙思邈《千金方》。

赤豆荆芥散

可缓解荨麻疹的瘙痒症状

【组成】
赤小豆、荆芥
穗等量，生鸡
蛋适量。

【做法】
将前两种药研
成粉末。将生鸡蛋打碎，取鸡蛋清。
将药末混入鸡蛋清中，调匀。

【用法】
将含有药末的鸡蛋清涂于患处的
皮肤。

【出处】
《本草纲目》卷二十四赤小豆条。

石灰外涂方

可促进刚长出的荨麻疹消退

【组成】

醋浆、石灰各适量。

【做法】

将醋浆放入石灰中搅拌，调成泥状。

【用法】

直接涂抹在患处，每日2~3次。

【出处】

《本草纲目》卷九石灰条引〔唐〕王焘《外台秘要》。

代赭石粉

可缓解荨麻疹瘙痒难忍的症状

【组成】

代赭石适量。

【做法】

将代赭石研成粉末。

【用法】

每次取4克药粉，空腹时用酒冲服，每日2~3次。

【出处】

《本草纲目》卷七赤土条引《御药院方》。

煅云母散

可改善全身长荨麻疹的症状

【组成】

煅云母适量。

【做法】

将煅云母研成粉末。

【用法】

每次取8克药粉，放入一碗清水中搅拌均匀后服用，每日2~3次。

【出处】

《本草纲目》卷八云母条引〔唐〕孙思邈《千金方》。

芭蕉根外涂方

可改善荨麻疹色鲜红肿胀的症状

【组成】

芭蕉根适量。

【做法】

将芭蕉根捣烂。

【用法】

直接涂在红肿处，每日2~3次。

【出处】

《本草纲目》卷十五甘蕉条引〔晋〕葛洪《肘后方》。

芒硝外洗方

可缓解荨麻疹瘙痒的症状

【组成】

芒硝30克。

【做法】

将芒硝倒入600毫升水中煎煮，沸腾后便可。

【用法】

直接擦洗患处，每日1~2次。

【出处】

《本草纲目》卷十一朴硝条引《梅师》。

枳实外熨方 | 可促进荨麻疹消退

【组成】

枳实适量。

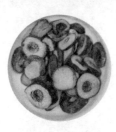

【做法】

将枳实放入醋中浸泡，泡到发软时，取出。

【用法】

用时先用火烤热，然后热敷在长疹处，每日2~3次。

【出处】

《本草纲目》卷三十六枳条引〔唐〕王焘《外台秘要》。

白术散 | 可改善皮肤过敏性体质

【组成】

白术适量。

【做法】

将白术研末。

【用法】

每次用酒冲服1克，每日2次。

【出处】

《本草纲目》卷十二术条引〔唐〕孙思邈《千金方》。

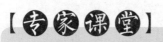

【专家课堂】

患荨麻疹时禁用对机体过敏的药物或食物，避免接触会导致过敏的物品，注意个人卫生，勤洗澡、勤换衣。积极防治某些肠道寄生虫病，忌食鱼腥虾蟹、辛辣、葱、酒等。注意气温变化，自我增减衣服，加强体育锻炼。

本草纲目 奇效偏方大全

三、

【湿疹】

　　湿疹是临床上常见的皮肤病，也是一种过敏性的炎症性的皮肤病。临床上的特征性表现：多种皮肤损害并存，表面有液体渗出，剧烈瘙痒，对称分布，病程较长等。急性湿疹以有脓疱的丘疹为主要损害，伴有炎症、液体渗出；慢性湿疹患处皮肤粗糙隆起像苔藓一样，容易反复发作。本病男女老幼都可发病，无明显季节性，冬季常复发。

　　湿疹如不及时治疗，以致丘疹或水疱顶端抓破或糜烂时，脓水流出，发生感染会严重影响生活。此外，湿疹瘙痒的症状也会加剧，严重的会影响睡眠。此时，简单实用的老验方可以帮你应对。

菖蛇粉 | 可缓解阴部湿疹瘙痒多汗的症状

【组成】

石菖蒲、蛇床子各30克。

【做法】

将石菖蒲与蛇床子一起研成粉末。

【用法】

直接涂在湿疹处，每日1~2次。

【出处】

《本草纲目》卷十九菖蒲条引《济急仙方》。

【专家提示】

也可以用等量龙骨、牡蛎粉代替，涂在阴部湿疹处。同时可以每日用甘草熬水来清洗阴部湿疹。

车前子外洗方 | 可缓解阴部湿疹瘙痒疼痛的症状

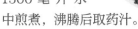

【组成】

车前子100克。

【做法】

将车前子倒入1500毫升水中煎煮，沸腾后取药汁。

【用法】

直接清洗阴部湿疹，每日4~5次。

【出处】

《本草纲目》卷十六车前条引〔唐〕王焘《外台秘要》。

鸡冠血外涂

可缓解湿疹瘙痒疼痛伴有脓水渗出的症状

【组成】

鸡冠血适量。

【做法】

杀鸡时取鸡冠部位血液。

【用法】

直接涂在湿疹处，每日4~5次。

【出处】

《本草纲目》卷四十八鸡条引〔晋〕葛洪《肘后方》。

鲫鱼外贴方

可缓解湿疹瘙痒肿痛难忍的症状

【组成】

生鲫鱼1条。

【做法】

将鲫鱼切片，每片鲫鱼抹上盐，然后全部捣碎。

【用法】

直接贴在湿疹处，1~2小时更换1次。

【出处】

《本草纲目》卷四十四鲫鱼条引〔宋〕《圣惠方》。

栀子油外敷

可缓解面部湿疹瘙痒的症状

【组成】

栀子50克。

【做法】

将栀子表面烧焦后研成粉末，加入香油调成糊状。

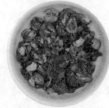

【用法】

直接敷在湿疹处，每日2~3次。

【出处】

《本草纲目》卷三十六栀子条引《保幼大全》。

桃叶外敷方

可缓解脚上湿疹瘙痒的症状

【组成】

生桃叶适量。

【做法】

将桃叶捣烂，加入少量醋浸泡10分钟。

【用法】

直接敷在湿疹处，每日2~3次。

【出处】

《本草纲目》卷二十九桃条引〔晋〕葛洪《肘后方》。

蛋黄油外涂方

可缓解脚上湿疹瘙痒发臭的症状

【组成】

鸡蛋1枚，黄蜡4克，香油200毫升。

【做法】

将鸡蛋煮熟后取蛋黄，再将蛋黄与黄蜡一起放入香油中煎，煎出香味时便可。

【用法】

直接用香油涂在湿疹处，每日1~2次。

【出处】

《本草纲目》卷四十八鸡条。

黑芝麻外敷

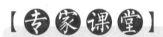
可缓解臀部湿疹疮癣痒疼痛的症状

【组成】

黑芝麻30克。

【做法】

将黑芝麻嚼烂。

【用法】

直接敷在湿疹处，每日2~3次。

【出处】

《本草纲目》卷二十二胡麻条引邓笔峰《卫生杂兴》。

丝瓜外涂

可缓解臀部湿疹疮癣痒疼痛的症状

【组成】

丝瓜皮100克。

【做法】

将丝瓜皮烘干后研成粉末，加入烧酒调成糊状。

【用法】

直接涂在湿疹处，每日2~3次。

【出处】

《本草纲目》卷二十八丝瓜条引《摄生众妙方》。

新砖祛湿方

可缓解臀部湿疹疮多汁瘙痒的症状

【组成】

新砖2~3块。

【用法】

直接坐在新砖上，每日2~3次，每日更换新砖。

【出处】

《本草纲目》卷七古砖条引《集玄方》。

【专家课堂】

急性湿疹忌用热水烫洗，忌用肥皂等刺激物洗患处。湿疹患者应避免挠抓患处，以防发生感染。尽量不穿化纤贴身内衣、皮毛制品，患病期间应忌食辛辣、鱼虾、鸡、鹅、牛、羊肉等发物，此外香菜、韭菜、芹菜、姜、葱、蒜、酒、咖啡等辛香的食物也不能吃。保持皮肤清洁，防止皮肤感染，避免过劳，保持乐观稳定的情绪。湿疹时应暂缓预防性注射各种疫苗。

第七章　调治皮肤科病症的偏方

【带状疱疹】

带状疱疹是一种皮肤上出现成簇水疱，多呈带状分布，痛时如火烧的急性皮肤病。其主要表现：皮肤上出现红斑、水疱，一个个紧密相连如串珠一样，排列成带状，一般沿一侧周围神经分布区出现，局部有刺痛或硬结。发病前，常有低热、乏力症状，将要发疹部位有疼痛、烧灼感，面颊带状疱疹可出现牙痛。本病好发于胸腹或腰部，发于腰部的又名缠腰火丹。常见于成人，老年人病情尤重。

带状疱疹如果没有及时治疗，病情会反复不愈，甚至发生感染。因此出现此病时，要积极治疗。如果就诊不便时，可以试试古人的一些小偏方，效果不错。

马兰甘草外涂方
可缓解带状疱疹疼痛的症状

【组成】
马兰、甘草各 20 克。

【做法】
将马兰与甘草一起研成粉末，加入醋调成糊状。

【用法】
直接涂在患处，每日 1~2 次。

【出处】
《本草纲目》卷十四马兰条引《济急方》。

糯米外涂
可缓解带状疱疹疼痛的症状

【组成】
糯米 20 克，盐 10 克。

【做法】
将糯米研成粉末，加入盐混匀。

【用法】
放入口中嚼细后，敷在患处，每日 1~2 次。

【出处】
《本草纲目》卷二十二稻条引《济急方》。

槟榔外敷

可缓解腰部带状疱疹症状

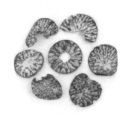

【组成】

槟榔 30 克。

【做法】

将槟榔研成粉末，加入醋调成糊状。

【用法】

直接敷在患处，每日 1~2 次。

【出处】

《本草纲目》卷三十一槟榔条引〔南宋〕许叔微《本事方》。

【专家课堂】

发病期间应保持心情舒畅，忌食肥甘厚味和鱼腥海味，饮食要清淡，多吃蔬菜、水果。忌用热水烫洗患处，内衣宜柔软宽松，以减少摩擦。疱疹处要保持干燥、清洁，忌用刺激性强的软膏涂抹，以免造成疱疹范围扩大或加重病情。

五、

【痱子】

痱子是因小汗腺导管闭塞，导致汗液滞留堆积而形成的皮疹，常见于高温闷热环境下，如夏季的湿热气候中，汗液过多而汗出不畅造成。好发于肘前窝、腘窝、躯干、乳房下、腹部和大腿近阴部两侧。表现为散开分布、极痒并伴刺痛、烧灼感或麻木刺痛的红色斑疹和丘疹，严重者顶部可见针帽大的水疱或脓疱。

痱子属于夏季常见病，无论大人小孩均可出现。痱子虽然看似属于小病，容易被忽视，但如果不及时治疗处理，有可能因瘙痒而过度搔抓，导致感染，发生毛囊炎等。此时，你可以试试这些小偏方，简单方便而且实用。

升麻煎

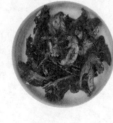

【组成】

升麻100克。

【做法】

将升麻倒入1500毫升水中煎煮，煮沸后取药汁。

【用法】

稍冷却后先服用100毫升，剩下的用来冲洗痱子处，每日1~2次。

【出处】

《本草纲目》卷十三升麻条引〔唐〕孙思邈《千金方》。

绿豆滑石粉

【组成】

绿豆80克，滑石粉40克。

【做法】

将绿豆研成粉末后与滑石粉混合。

【用法】

直接扑撒在痱子处，每日2~3次。

【出处】

《本草纲目》卷二十四绿豆条引《简易方》。

【专家提示】

如果效果不明显时，可以在绿豆滑石粉中加入蛤粉80克，再扑撒在痱子处。

井泉石粉 | 可缓解痱子瘙痒的症状

【组成】

生井泉石 120 克，煅寒水石 160 克，樟脑 2 克。

【做法】

将上述药物一起研成粉末。

【用法】

直接扑撒在痱子处，每日 1~2 次。

【出处】

《本草纲目》卷九井泉石条引〔宋〕《圣济总录》。

石蛤粉 | 可缓解夏天痱子起疱的症状

【组成】

蛤粉 80 克，煅石灰、甘草各 40 克。

【做法】

将石灰与甘草一起研成粉末后，加入蛤粉混合均匀。

【用法】

直接扑撒在痱子处，每日 2~3 次。

【出处】

《本草纲目》卷九石灰条引《集玄方》。

【专家课堂】

　　平时注意保持皮肤清洁、干燥，勤洗澡，洗澡最好用温水，不要用热水烫洗和使用带刺激性的碱性肥皂，洗后要擦干。室内要经常通风，保持凉爽及干燥，湿热的空气对痱子的消退不利。不要乱涂油膏，有可能使皮肤浸软堵塞毛孔，妨碍汗液蒸发。勤换内衣，宜穿宽松的薄布料衣服，这样可以避免痱子的发生。

【冻疮】

冻疮是人体遭受寒邪侵袭所引起的局部性或全身性损伤。多发生在秋冬季，尤其是温带气候地区在冬天降温急剧并且环境潮湿之时。表现为单个或多发红肿的硬结或斑块，自觉灼痛、麻木、瘙痒，好发于手指、足趾、足跟、大腿、鼻子和耳朵处等，发于大腿部位的，多见于经常穿紧身而不透气的裤子者。以儿童、妇女常见。

冻疮一般经过一段时间后会自行痊愈，愈后不留瘢痕。冻疮的灼痛和瘙痒，应该是不言而喻的，只要你被冻疮折磨过，相信下次出现冻疮时，你会急着找一些有用的冻疮药。现在，不用到处找，下面就是古人应对冻疮的一些小偏方。想想古时的防寒保暖措施跟现在差多少，不用说你就应该知道这些偏方多有用。

柏乳外涂　可改善冻疮裂开的症状

【组成】
黄柏50克，乳汁适量。

【做法】
将黄柏研成粉末，加入乳汁调成糊状。

【用法】
直接涂在冻疮处，每日1~2次。

【出处】
《本草纲目》卷三十五檗木条引〔金〕张子和《儒门事亲》。

蔹柏外涂　可改善耳部刚长冻疮的症状

【组成】
白蔹、黄柏等量。

【做法】
将白蔹、黄柏一起研成粉末，加入生植物油调成糊状。

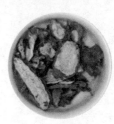

【用法】
直接涂在冻疮处，每日1~2次。

【出处】
《本草纲目》卷十八白蔹条引《谈野翁方》。

藕泥外涂 可缓解脚冻疮裂开的症状

【组成】

鲜藕适量。

【做法】

将藕蒸熟取出，捣烂成泥状。

【用法】

直接涂在冻疮处，每日1~2次。

【出处】

《本草纲目》卷三十三莲藕条。

甘草煎外洗方
可缓解冻疮刚开始裂开的症状

【组成】

甘草40克，黄连粉20克，黄柏粉、黄芩粉、轻粉各10克，芝麻油100毫升。

【做法】

将甘草倒入600毫升水中煎煮，煮沸后取药汁。将黄连粉、黄柏粉、黄芩粉以及轻粉倒入芝麻油中调匀。

【用法】

先用甘草煎的药汁冲洗冻疮，再涂上混有药粉的芝麻油，每日1次。

【出处】

《本草纲目》卷十二甘草条引《谈野翁方》。

生姜膏药 可改善耳部冻疮的症状

【组成】

生姜适量。

【做法】

将生姜捣烂取汁200毫升，再将生姜汁熬成膏状。

【用法】

直接敷在冻疮处，每日1~2次。

【出处】

《本草纲目》卷二十六生姜条引《暇日记》。

橄榄核外涂
可改善耳部或脚上冻疮的症状

【组成】

橄榄核适量。

【做法】

将橄榄核表面烧焦后研成粉末，加入生植物油调成糊状。

【用法】

直接涂在冻疮处，每日1~2次。

【出处】

《本草纲目》卷二十一橄榄条引〔明〕朱权《乾坤生意》。

山药泥 可改善手上或脚上冻疮的症状

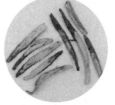

【组成】

山药1节。

【做法】

将山药研磨成泥状。

【用法】

直接敷在冻疮处，每日1~2次。

【出处】

《本草纲目》卷二十七薯蓣条引〔金〕张子和《儒门事亲》。

醋外洗 可改善脚上冻疮瘙痒的症状

【组成】
陈醋适量，藕1节。

【做法】
将藕研磨成泥状。

【用法】
直接用陈醋洗脚，然后将藕泥涂上，每日1~2次。

【出处】
《本草纲目》卷二十五醋条。

大黄外涂 可缓解脚上冻疮破溃疼痛的症状

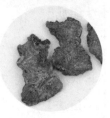

【组成】
大黄适量。

【做法】
将大黄研成粉末，加水调成糊状。

【用法】
直接涂在破口处，每日2~3次。

【出处】
《本草纲目》卷十七大黄条引罗天益《卫生宝鉴》。

【专家课堂】

　　在寒冷环境下工作时要注意防寒保暖，尤其对手、足、耳、鼻等暴露部位的保护。冬季要防湿，保持服装鞋袜干燥，手套、鞋袜不宜过紧。户外工作时，不要长时间站着不动，要适当活动，以促进血液循环。被冻伤时，不要立即用火烤，防止溃烂成疮。冻疮发痒时，切忌用力搔抓，防止抓破后皮肤感染，可进行局部按摩及温水浴，以改善血循环。平时要加强锻炼与营养，增强体质，促进血液循环，提高机体对寒冷的适应性。

本草纲目 奇效偏方大全

七、

———【手足皲裂】———

　　手足皲裂是发生在手足部位的深浅不一的裂纹，既可以是一些皮肤病的伴随症状，也可以是单独发生的皮肤病。其表现是：患处皮肤干燥、粗糙、增厚、皲裂，皲裂多沿皮纹方向走行。皮损好发于手指、手掌、手缘、足跟及足跖、足缘等皮肤角质层较厚并经常摩擦的部位，多见于成人和老人，秋冬季常见，可以随着气候变暖后自行缓慢愈合。常伴有疼痛或出血的症状。

　　手足皲裂会给工作和生活带来许多不便，可是大多数人都抱着能忍则忍的态度，或许皲裂的病情不重时，随着时间的推移，也会慢慢好转。但是，如果在刚出现手足皲裂时及时用古人留给我们的小验方进行处理，简单方便的同时你会少受许多疼痛的折磨，何乐而不为呢？

蜀椒外洗方
可缓解手足皲裂疼痛的症状

【组成】
花椒 50 克，猪脑髓或羊脑髓适量。

【做法】
将花椒倒入 1000 毫升水中煎煮，煮沸后去掉花椒，取药汁。

【用法】
将皲裂部位放到花椒水中浸泡 5 分钟后取出，休息 3~5 分钟后再泡 5 分钟，等皲裂部位水分干后，涂上猪或羊的脑髓，每日 1 次。

【出处】
《本草纲目》卷三十二蜀椒条引《深师方》。

猪胰酒外洗方
可缓解手足皲裂干燥的症状

【组成】
猪胰 200 克，白酒 200 毫升。

【做法】
将猪胰放入白酒中磨碎，静置 10 分钟。

【用法】
先用酒冲洗患处，再将猪胰渣和着酒敷在患处，每日 1~2 次。

【出处】
《本草纲目》卷五十豕条引〔晋〕葛洪《肘后方》。

【专家提示】
冲洗时，稍撑开皲裂口，使药物能够冲洗到皲裂的深部。下同。

第七章　调治皮肤科病症的偏方

157

本草纲目

奇效偏方大全

白果外涂 可缓解手足皲裂的症状

【组成】

生白果适量。

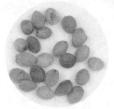

【做法】

将白果嚼烂。

【用法】

直接涂在皲裂处，每日晚上 1 次。

【出处】

《本草纲目》卷三十银杏条。

猪油酒外洗

可缓解手足皲裂兼有破口的症状

【组成】

猪油 50 克，白酒 200 毫升。

【做法】

将白酒煮沸后倒出，加入猪油搅拌，直到猪油溶化。

【用法】

直接冲洗皲裂处，每日 1~2 次。

【出处】

《本草纲目》卷五十豕条引〔唐〕孙思邈《千金方》。

大风子外涂 可缓解手背皲裂的症状

【组成】

生大风子 100 克。

【做法】

将大风子捣烂成泥状。

【用法】

直接涂抹在皲裂部处，每日 1~2 次。

【出处】

《本草纲目》卷三十五大风子条引〔明〕朱权《寿域神方》。

白及外敷 可改善手足皲裂的症状，促进愈合

【组成】

白及适量。

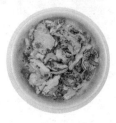

【做法】

将白及研成粉末，加水调成糊状。

【用法】

直接塞在皲裂处，每日 1~2 次，敷药期间不要沾水。

【出处】

《本草纲目》卷十二白及条引《济急方》。

红糟外擦 可促进手足皲裂愈合

【组成】

红糟、腊肉油、盐各 50 克，生姜汁 50 毫升。

【做法】

将上述药物及食物一起入锅炒，炒热便可。

【用法】

稍冷却后，直接擦皲裂处，片刻后再擦，如此反复 4~5 次可见好转。

【出处】

《本草纲目》卷二十五糟条引〔明〕周定王《袖珍方》。

【出处】

擦药时，可能因撑开皲裂皮肤，新鲜组织接触到药物后会有刺痛，一般擦完药片刻后疼痛便会消失。

五倍子外塞

可缓解手足皲裂的症状

【组成】

五倍子50克，牛骨髓适量。

【做法】

将五倍子研成

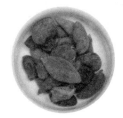

粉末，加入牛骨髓调成糊状。

【用法】

直接塞进皲裂处，每日1~2次。

【出处】

《本草纲目》卷三十九五倍子条引《医方大成》。

【专家课堂】

　　手足皲裂时，在干燥寒冷的季节宜多吃一些油脂。年老患者应该增加营养，适当多吃一些猪肝、猪皮、羊肉、阿胶、鱼肝油丸之类的食物。由于冬季气候寒冷干燥，出汗较少，皮肤易干裂起皱，因此应特别注意手和足部的防寒保暖，经常用温热水泡洗，外抹一些油脂性的护肤品，以免发生冻疮而加剧手足皲裂。平时生活中还应注意饮食多样化，多吃水果和蔬菜，多饮水，适量摄入富含蛋白质的食物，保持皮肤的水分和弹性，这样就可预防手足皲裂的发生。

【手足癣】

　　手足癣是指发生在手掌和手指间、足底部和足趾间的皮肤癣菌感染。足癣是皮肤癣菌病中最常见的疾病，多见于成人。主要表现为患处红斑、脱屑、皲裂，甚至水疱等，可伴有瘙痒、出血、疼痛等症状，严重时可见糜烂和溃疡。本病可通过接触传染，在公共浴池洗澡，穿用公共拖鞋，穿用患者的鞋、袜、手套，使用公共浴巾等均易于感染本病。

　　手足癣不易治愈，且易复发，但由于初期损害严重性不强，患者可以忍受时，常不予重视，而未及时就医，以致病情加重，其中趾间型足癣严重时会发展为蜂窝织炎的重症。因此，在初期就应该及时治疗处理，如果不方便就医，那可以先试试这些古人的小验方。

蕲艾热熏 | 可缓解手癣的症状

【组成】
蕲艾 200 克。

【做法】
将蕲艾放入 1500 毫升水中煎煮，煮沸后翻滚五六次，然后将药汁倒入大的玻璃杯中，并用麻布将玻璃瓶包裹保温。

【用法】
直接将手癣部位放到瓶口上熏，冷后再加热，每日 2~3 次，每次熏20~30 分钟。

【出处】
《本草纲目》卷十五艾条引《陆氏积德堂方》。

黄丹蕊石粉 |

可缓解脚趾缝水疱出水瘙痒的症状

【组成】
黄丹、花蕊石各 20 克。

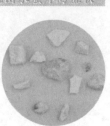

【做法】
将花蕊石研成粉末，加入黄丹混合均匀。

【用法】
直接涂在患处，每日 2~3 次。

【出处】
《本草纲目》卷十花乳石条引《谈野翁试效方》。

蚌粉 | 可缓解脚趾糜烂出水的症状

【组成】

蚌壳 50 克。

【做法】

将蚌壳研成粉末。

【用法】

直接涂在糜烂处，每日 2~3 次。

【出处】

《本草纲目》卷四十六蚌条引〔明〕朱权《寿域神方》。

荆芥叶外敷 | 可缓解脚趾缝糜烂的症状

【组成】

生荆芥叶适量。

【做法】

将荆芥叶捣烂。

【用法】

直接敷在糜烂处，每日 2~3 次。

【出处】

《本草纲目》卷十四假苏条引〔明〕杨起《简便单方》。

滑石粉外涂 | 可缓解脚趾缝糜烂瘙痒的症状

【组成】

滑石 40 克，
煅石膏 20 克，
枯白矾 4 克。

【做法】

将上述药物一起研成粉末。

【用法】

直接涂在糜烂处，每日 2~3 次。

【出处】

《本草纲目》卷九滑石条引〔明〕李时珍《濒湖集简方》。

茶叶外敷 | 可缓解脚趾缝糜烂的症状

【组成】

茶叶适量。

【做法】

将茶叶嚼烂。

【用法】

直接敷在糜烂处，每日 2~3 次。

【出处】

《本草纲目》卷三十二茗条引《摄生方》。

【专家课堂】

注意个人卫生，经常保持足部干燥。不共用毛巾、浴巾、拖鞋等，洗脚盆、浴缸要经常消毒。袜子要勤更换，不与其他人的一起洗涤以免交叉感染。家庭中其他成员的足癣要同时治疗。治疗足癣同时及之后可在鞋子内使用抗真菌散剂清洗，部分陈旧的鞋子在治疗后可以丢掉。

【鸡眼】

　　鸡眼是指长期受压，形成圆锥形角质层的增厚物。一般有豌豆大小，外形像鸡眼；底部深入皮肤较深，尖顶发硬，向内易受到邻近结构压迫，受压则痛，影响行走。它有两种类型：硬鸡眼好发于足底以及小趾外侧，趾背等骨突出或易受压摩擦处，圆形或卵圆形，表面扁平，质硬，呈淡黄色，其尖端可深达其皮的乳头层，在站立或行走时，往往因压迫乳头层的感觉神经末梢而引起剧痛，致走路艰难；软鸡眼多发生于相邻区两趾之间的一趾，由于潮湿而被浸软，因而变为灰白色，且有恶臭。

　　出现鸡眼时，及早处理，会减少许多不必要的不便和疼痛，或许你只要花几分钟的时间试试下面这些老偏方，便有意外的收获。

地锦草外敷
可缓解脚趾缝处鸡眼破溃出血的症状

【组成】
生地锦草适量。

【做法】
将地锦草捣烂。

【用法】
直接敷在患处，每日2~3次。

【出处】
《本草纲目》卷二十地锦条引〔明〕朱权《乾坤生意秘韫》。

黑木耳外贴
可缓解鸡眼破皮疼痛的症状

【组成】
黑木耳适量。

【做法】
将黑木耳洗净，切成片状。

【用法】
先用温开水泡脚，将破皮刮掉，然后贴上黑木耳，每日1次。可见糜烂疼痛好转。

【出处】
《本草纲目》卷二十八木耳条引〔唐〕孟诜《近效方》。

莨菪根外涂
可缓解脚趾缝鸡眼破皮糜烂的症状

【组成】
生莨菪根适量。

【做法】
将莨菪根捣烂取汁。

【用法】
直接涂在患处，每日2~3次。

【出处】
《本草纲目》卷十七莨菪条。

地骨红花粉

【组成】

地骨皮、红花各 30 克。

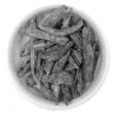

【做法】

将地骨皮与红花一起研成细末。

【用法】

直接敷在患处，每日 2~3 次。

【出处】

《本草纲目》卷三十六枸杞、地骨皮条引《闺阁事宜》。

矾石外涂

【组成】

枯矾、黄丹、朴硝各 30 克。

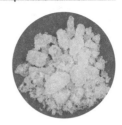

【做法】

将上述药物一起研成粉末。

【用法】

直接涂在患处，第二日清洗 2~3 次，可见好转。

【出处】

《本草纲目》卷十一矾石条引〔明〕刘基《多能鄙事》。

面糊外敷

【组成】

面粉 30 克。

【做法】

用水将面粉调成糊状。

【用法】

直接涂在患处，第二日便可见消退。

【出处】

《本草纲目》卷二十二小麦条引《海上》。

半夏外涂

【组成】

半夏 30 克。

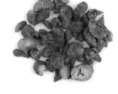

【做法】

将半夏研成粉末，加水调成糊状。

【用法】

直接涂在患处，每日 1~2 次。

【出处】

《本草纲目》卷十七半夏条引〔明〕李时珍《濒湖集简方》。

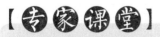

【专家课堂】

　　鸡眼是可以预防的，关键在于平时要保持良好的生活习惯，适当锻炼。鞋子要选择合适、宽松的，避免造成脚部畸形。当脚底有鸡眼形成以后，可以选择相应的药方使用或穿特异性或非特异性矫形鞋垫，来改变足底受力，以达到减轻摩擦的作用。发现脚部畸形时，应及时找专业医师诊治，避免病情发展。

第七章　调治皮肤科病症的偏方

【头皮瘙痒、头皮屑】

　　头皮屑是头皮异常病变时才会出现的白色或灰色鳞屑，由真菌感染引起，属于皮肤疾病范畴，常伴有头皮瘙痒的症状。这种鳞屑颗粒较大，附着在头皮表层或头发上，梳头或搔抓时极易脱落到肩部衣服上，属于日常生活中的常见疾病。

　　头皮是人类美容和健康的重要标准，谁都喜欢有一头飘逸的秀发，然而，头皮屑使青春的美丽潇洒蒙上阴影，带来无穷的烦恼以及精神的折磨。这种看似很小的问题常常困扰着人们的工作、生活及社交等各个方面。此外头皮屑如果不采取恰当的治疗，严重时可导致脱发。身体发肤受之父母，古人对头发可是很看重的，因而也记录了许多对头皮保养、去屑止痒有极好效果的小验方，不信的话试试便知。

山豆根粉 | 可缓解头皮屑多的症状

【组成】
山豆根适量。

【做法】
将山豆根研成粉末，加入香油调成糊状后浸泡半小时。

【用法】
直接涂抹在头皮上，半小时后清洗掉，每日1~2次。

【出处】
《本草纲目》卷十八山豆根条引《备急方》。

【专家提示】
头皮屑用药时，不宜使用洗发膏洗头，一般用清水或相应药物清洗。下同。

牛蒡外涂 | 可用于去除头皮屑

【组成】
生牛蒡叶、皂荚各适量。

【做法】
将牛蒡叶捣烂取汁，再将汁熬到黏稠状。

【用法】
直接涂在头皮上，第二日早上用皂荚煮水清洗掉。

【出处】
《本草纲目》卷十五恶实条引〔宋〕《圣惠方》。

【专家提示】
睡觉时，可以用毛巾垫在枕头上或用毛巾包裹头发，防止弄脏衣被。

留行白芷粉
可改善头皮屑多的症状

【组成】

王不留行、香白芷等量。

【做法】

将王不留行、香白芷一起研成粉末。

【用法】

直接涂在头皮处，第二日早上用篦子梳掉药粉后清水清洗。

【出处】

《本草纲目》卷十六王不留行条引〔宋〕《圣惠方》。

藜芦外涂
可缓解头皮剧烈瘙痒的症状

【组成】

藜芦适量。

【做法】

将藜芦研成粉末。

【用法】

洗头后，将藜芦粉撒在头皮上，然后用毛巾包裹避风，两日后洗掉。

【出处】

《本草纲目》卷十七藜芦条引〔南宋〕许叔微《本事方》。

瓦松外洗方
可用于去除头皮屑和缓解头皮瘙痒

【组成】

瓦松适量。

【做法】

将瓦松晒干后烧成灰。

【用法】

用瓦松灰代替洗发膏洗头，每日1~2次。

【出处】

《本草纲目》卷二十一昨叶何草条引〔宋〕《圣惠方》。

楮木枕
可缓解头皮屑的症状

【组成】

楮木1块。

【做法】

将楮木做成枕头。

【用法】

每日用楮木枕睡觉，60日后更换新的楮木枕。

【出处】

《本草纲目》卷二十六楮条引〔唐〕王焘《外台秘要》。

【专家提示】

如果不习惯睡木枕头，可以将楮叶晒干后，塞进枕头做药枕。

一味去屑方
可缓解头皮瘙痒和头皮屑的症状

【组成】

桑灰适量。

【做法】

取干桑树枝烧成灰。

【用法】

用桑灰代替洗发膏洗头，每日1~2次，效果较好。

【出处】

《本草纲目》卷三十六桑条引〔宋〕《圣惠方》。

第七章 调治皮肤科病症的偏方

165

蚕沙灰外洗方
可缓解头皮屑瘙痒的症状

【组成】
蚕沙适量。

【做法】
将蚕沙烧成灰。

【用法】
用蚕沙灰代替洗发膏洗头，每日1~2次。

【出处】
《本草纲目》卷三十九原蚕条引〔宋〕《圣惠方》。

鸡蛋外洗方
可改善头皮屑多的症状

【组成】
乌鸡蛋3枚。

【做法】
取刚下的乌鸡蛋3枚，打入1000毫升开水中搅拌均匀。

【用法】
分3次用来洗头，效果较好。

【出处】
《本草纲目》卷四十八鸡条引《集验》。

藁芷粉
可减少头皮屑

【组成】
藁本、白芷等量。

【做法】
将藁本、白芷一起研成粉末。

【用法】
晚上将药粉擦在头上，晨起梳掉药粉，再清洗头发。

【出处】
《本草纲目》卷十四藁本条引《便民图纂》。

【专家课堂】

对于头皮屑多的问题平时在生活中就要加以预防：一方面要提高头皮护理意识；另一方面要调整生活规律，避免吃煎炸、油腻、辛辣等食品。因为真菌都具有一定的传染性，因此要做好个人和家庭成员之间的起居卫生，分开使用毛巾、枕巾、梳子等生活用品。此外，还需要养成良好生活习惯，保持充足的睡眠和愉快的心情，多参加体育运动；调整饮食，平时应多吃海带、紫菜、蔬菜、水果等，可起到预防头皮屑发生的作用。

【白发症】

　　白发症分为先天性和后天性。先天性少年白发，一般多有家族遗传史，往往一出生就有白头发，或头发比别人白得早，此外无其他异常表现。后天性少年白发，引起的原因很多，如营养不良、某些慢性消耗性疾病、内分泌疾病，有些年轻人在短时间内，头发大量变白，则与过度焦虑、悲伤等严重精神创伤或精神过度疲劳有关。

　　一头浓密而又乌黑的头发，让人显得年轻精神，也让人多添几分自信、魅力和神采。然而白头发无情地摧毁着你的青春梦，带来无穷的烦恼和怨艾，甚至金钱的负担。在你苦恼、焦虑时，不妨试试这些老偏方吧，也许会有意外的惊喜！

醋大豆染发方 | 可使白发染黑

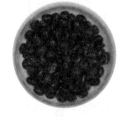

【组成】
黑大豆100克，醋400毫升。

【做法】
将大豆倒入醋中煎煮，煎到一半时，去掉大豆继续煎到黏稠状。

【用法】
直接涂在白发上，每日1~2次。

【出处】
《本草纲目》卷二十四大豆条引〔唐〕孙思邈《千金方》。

梧桐外洗方 | 可使白发变黑

【组成】
经霜梧桐叶和梧桐子适量。

【做法】
将收集到的梧桐叶和梧桐子一起捣碎，蒸熟，稍冷却后用干净布包上榨汁。

【用法】
直接用榨的汁洗头，每日1~2次。

【出处】
《本草纲目》卷三十五桐条引〔明〕朱橚《普济方》。

繁缕散 | 可令头发乌黑

【组成】

繁缕适量。

【做法】

将繁缕研成粉末。

【用法】

每次服用 10 克，每日 3 次，长期坚持有乌发的效果。

【出处】

《本草纲目》卷二十七繁缕条引〔宋〕《圣惠方》。

桑麻油 | 可使白发慢慢转黑发

【组成】

芝麻油 300 毫升，桑叶 30 克。

【做法】

将桑叶放入芝麻油中煎，10 分钟后去掉药渣，取芝麻油。

【用法】

直接用来洗头，每日 1~2 次。

【出处】

《本草纲目》卷二十二胡麻条引〔明〕朱橚《普济方》。

白蜜外涂 | 可改善少年白发的症状

【组成】

白蜜、生梧桐子各适量。

【做法】

将梧桐子捣烂，取汁液。

【用法】

将白发拔去，用白蜜涂在毛孔处，干后再用梧桐子汁涂上，每日 1~2 次。

【出处】

《本草纲目》卷三十九蜂蜜条引〔隋〕《梅师集验方》。

猪胆外涂 | 可改善少年白发的症状

【组成】

猪胆 1 枚。

【做法】

将猪胆刺破，取胆汁。

【用法】

将白发拔掉，用猪胆汁涂在毛孔处，每日 1~2 次。

【出处】

《本草纲目》卷五十豕条引〔宋〕《圣惠方》。

芝麻枣丸 | 可令白发慢慢转黑

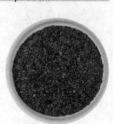

【组成】

黑芝麻、大枣各适量。

【做法】

将黑芝麻九蒸九晒后，研成粉末，取枣肉与药粉一起混合均匀后，搓成大豆大小的药丸。

【用法】

每次服用 10 粒，每日 3 次。

【出处】

《本草纲目》卷二十二胡麻条引〔唐〕孙思邈《千金方》。

茜黄膏 可令白发慢慢转黑

【组成】

茜草 600 克，生地黄 1800 克。

【做法】

将生地黄捣烂取汁。另将茜草放入 2000 毫升水中煎煮，沸腾后取出茜草榨汁，收集汁液后将茜草继续放入水中煎煮，如此反复 3 次，将收集 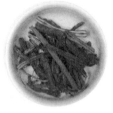 的茜草汁与地黄汁一起用微火熬成膏状，装入瓶中密封保存。

【用法】

每次空腹用温酒冲服 5 克（小半勺），每日 1 次。

【出处】

《本草纲目》卷十八茜草条引〔宋〕《圣济总录》。

【专家提示】

每日服药期间忌食萝卜、辛辣刺激的食物。

【专家课堂】

　　精神紧张、忧愁伤感、焦虑不安、恐慌惊吓等都是造成少白头的原因。所以，对生活持乐观的态度和保持愉快的情绪，将有助于使你的头发乌黑光华。头发失去维持正常色素的营养供应也会变白，因此平时生活中应适当补充维生素和矿物质。勤梳头和按摩头皮也可防止白发，按摩可加速毛囊局部的血液循环，使毛乳头得到充足的血液供应，有利于分泌黑色素和使头发变黑。

十二、

【斑秃、脱发】

斑秃可以发生在儿童到成年的任何时期。一般为一块硬币大小或更大的圆形的脱发斑。在少数情况下，可以发展至整个头皮和身体其他部位的毛发也全部脱落。在疾病的活动期，轻拉头发斑边缘的头发，能感觉其非常松动，很容易将其拉出，并能看到毛囊部位的萎缩变细。

头发是人类美容的第一要素，此病虽然并无肉体痛苦，但精神上的压力与痛苦却叫人难以忍受。看看老祖宗是如何对付这些问题的吧！

麻子粥 | 可改善头发脱落后不易生长

【组成】
大麻子、米各适量。

【做法】
将大麻子榨汁，加米煮成粥。

【用法】
可做三餐食用。

【出处】
《本草纲目》卷二十二大麻条引〔宋〕《圣济总录》。

花椒酒 | 可治疗妇女脱发、断发

【组成】
花椒160克。

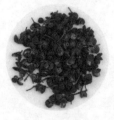

【做法】
花椒用酒浸泡。

【用法】
每日用酒擦头皮。

【出处】
《本草纲目》卷三十二蜀椒条引〔宋〕《圣惠方》。

桑麻汤 | 可改善头发易落，难以留长的症状

【组成】
桑叶、麻叶各适量。

【做法】
将桑叶、麻叶加淘米水煮沸取汁。

【用法】
可用汤汁洗头发或涂在头发上。

【出处】
《本草纲目》卷三十六桑条引〔唐〕孙思邈《千金方》。

【专家提示】
用此方洗发，需在头发上按摩几分钟，然后用清水清洗。（下面洗发方同）

侧柏麻油膏 可治疗斑秃、脱发的症状

【组成】

侧柏叶、麻油各适量。

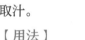

【做法】

将侧柏叶放在阴暗处自然风干后研末，与麻油调匀。

【用法】

涂在头发不生的地方。

【出处】

《本草纲目》卷三十四柏条引《孙真人食忌》。

桑白皮洗发方

可改善两鬓头发易脱落的症状

【组成】

桑白皮适量。

【做法】

用水浸泡，煎煮5沸，去渣留汁。

【用法】

洗发。

【出处】

《本草纲目》卷三十六桑条引〔唐〕孙思邈《千金方》。

桑椹汤 可改善脱发、发白的症状

【组成】

黑熟桑椹适量。

【做法】

将桑椹用水浸泡。

【用法】

取浸泡过桑椹的水涂抹在头发或头皮上。

【出处】

《本草纲目》卷三十六桑条引〔唐〕孙思邈《千金方》。

骨碎补汤 可治疗病后脱发

【组成】

骨碎补、野蔷薇嫩枝适量。

【做法】

将骨碎补、野蔷薇嫩枝水煎取汁。

【用法】

涂抹在头发或头皮上。

【出处】

《本草纲目》卷二十骨碎补条。

榧子膏 可防止脱发、断发

【组成】

榧子、核桃各3个，侧柏叶40克。

【做法】

将上述材料捣烂后浸在雪水中。

【用法】

蘸此水梳头。

【出处】

《本草纲目》卷三十一榧实条引〔宋〕《圣惠方》。

【专家提示】

雪水可用自来水替代。

　　脱发是许多人面临的一大健康问题，预防脱发应避免过重的精神压力，保证睡眠时间，平时多锻炼，养成良好的生活习惯。少吃油炸、鸡皮、辛辣及甜食，多食富含维生素 A、B_2、B_6、E 的食物，合理的饮食既有助于头发的生长，又有助于身体的健康。头发的护理也是尤为重要，洗发时的水温不要过热或过冷，用温水洗发，不要用脱脂力太强的洗发水，洗发不要太勤，避免对头发染、烫、卷，这样都会损害头发。

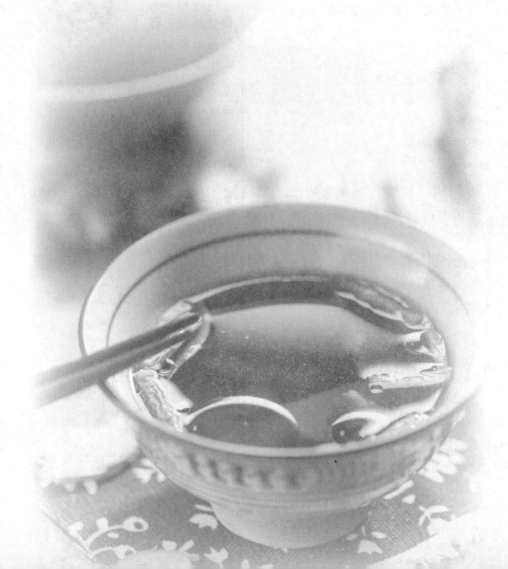

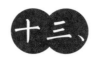

十三、

【痤疮】

　　痤疮是指在颜面、胸、背等处生出的像刺一样的丘疹，顶端有小脓疱，可挤出碎米样粉汁的皮肤病，俗称青春痘、粉刺。痤疮好发于青春期的男性和女性，男性略多于女性，但女性发病早于男性。痤疮好发于面颊、额部、颊部和鼻唇沟，其次是胸部、背部和肩部。一般有轻度瘙痒或无明显不适的感觉，炎症明显时可出现疼痛。病程长短不一，青春期后可逐渐痊愈。

　　虽然痤疮是有自愈倾向的疾病，但是痤疮本身以及痤疮治疗不及时引起的瘢痕会影响外貌，给患者的生活质量带来影响，甚至给患者造成精神压力，需要给予重视。简单、方便的老偏方可以帮你解决这些问题。

山慈菇外涂方

可治疗针头大小的毛囊性痤疮

【组成】

生山慈菇根。

【做法】

将山慈菇根捣烂。

【用法】

睡前涂在患处，晨起用水洗掉，每日1次。

【出处】

《本草纲目》卷十三山慈菇条引〔明〕朱橚《普济方》。

甘松洗面方

可治疗面部痤疮

【组成】

香附子、甘松各160克，黑牵牛320克。

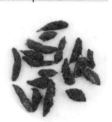

【做法】

将上药研末。

【用法】

每日用适量药末加到清水中洗面。

【出处】

《本草纲目》卷十四甘松香条引《妇人良方》。

第七章　调治皮肤科病症的偏方

醋鸡蛋清 可改善面部粉刺、脓头

【组成】

鸡蛋1个，醋适量。

【做法】

将生鸡蛋泡在醋中一日，醋刚刚没过鸡蛋为宜。取出鸡蛋，打碎鸡蛋，取蛋清。

【用法】

将蛋清敷在脸上。

【出处】

《本草纲目》卷四十八鸡条引〔宋〕《圣惠方》。

牵牛散 可改善面部痤疮

【组成】

黑牵牛、生姜汁各适量。

【做法】

将黑牵牛在酒中浸泡3日，研末。

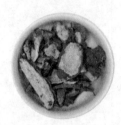

【用法】

用生姜汁涂擦面部痤疮处，然后涂上黑牵牛末。

【出处】

《本草纲目》卷十八牵牛子条引《摘玄方》。

皂角杏仁膏 可治疗痤疮

【组成】

皂角子、杏仁等量。

【做法】

将上药研末。

【用法】

用水调匀，涂在患处。

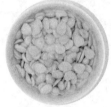

【出处】

《本草纲目》卷三十五皂荚条引〔宋〕《圣惠方》。

石脂白蔹膏 可改善皮肤痤疮的症状

【组成】

白石脂240克，白蔹80克。

【做法】

将上药研磨成粉。

【用法】

用鸡蛋清将药粉调匀，睡前涂于面部，晨起用水洗去。

【出处】

《本草纲目》卷九五色石脂条引〔宋〕《圣济总录》。

菟丝子苗汁 可治疗面部痤疮

【组成】

菟丝子苗适量。

【做法】

菟丝子苗榨汁，取汁留用。

【用法】

将菟丝子汁涂在痤疮上。

【出处】

《本草纲目》卷十八菟丝子条引〔晋〕葛洪《肘后方》。

僵蚕牵辛散

可改善面部痤疮、色暗的症状

【组成】

白僵蚕、黑牵牛、细辛等量。

【做法】

将上药研末。

【用法】

每日用适量药末加到清水中洗面。

【出处】

《本草纲目》卷三十九蚕条引《斗门方》。

【专家课堂】

痤疮患者要多吃新鲜蔬菜、水果，不可以吃辛辣刺激性食物，如辣椒、酒类，要保持排便通畅。经常用温水、硫黄皂洗脸，不可滥用化妆品，有些粉质化妆品会堵塞毛孔，造成皮脂淤积而成痤疮。禁止用手挤压痤疮，以免炎症扩散，留下痘疤。

第七章 调治皮肤科病症的偏方

十四、

【雀斑、黄褐斑】

　　黄褐斑（雀斑）是一种发于面部的浅褐色或深褐色的色素沉着性皮肤病。主要发生在面部，以颧部、颊部、鼻、前额、颏部为主。为边界不清楚的褐色或黑色的斑片，多为对称性，形态大小不定，摸之不碍手，无自觉症状。色素斑可随季节、日晒、情绪变化等因素稍有改变，但往往经久不退，部分病人情绪好转及妊娠后可缓慢消退。

　　各种斑点不仅长在了女性的脸上，更长在了女性的心里。想祛除斑斑点点么？快去下面偏方中找找适合自己的吧！

羊胰乳膏 可改善毛孔粗大、面色暗等症状

【组成】

白羊乳 2000 克，羊胰 3 个。

【做法】

将上述材料放在一起捣烂成膏状。

【用法】

睡前涂于面部，晨起用水洗去。

【出处】

《本草纲目》卷五十羊条引〔宋〕《圣济总录》。

白茯苓散 可治疗面部雀斑

【组成】

白茯苓适量。

【做法】

将白茯苓研磨成粉。

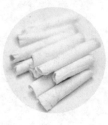

【用法】

用蜜调茯苓粉夜间涂于面部。

【出处】

《本草纲目》卷三十七茯苓条引《姚僧坦集验方》。

密陀僧散 可改善面部各种斑点

【组成】

密陀僧 80 克。

【做法】

将密陀僧研末。

【用法】

加入乳汁调成膏状，夜间涂于面部，早上洗去。

【出处】

《本草纲目》卷八密陀僧条引〔唐〕王焘《外台秘要》。

【专家提示】

乳汁可用牛奶代替。

无患子洗面方

可淡化面部斑点、斑状

【组成】
无患子适量。

【做法】
将无患子肉皮捣烂，加入白面和成
药丸。

【用法】
每日取数丸来洗面。

【出处】
《本草纲目》卷三十五无患子条引
〔明〕李时珍《濒湖集简方》。

【专家提示】
无患子略有毒性，不要口服。

黑牵牛膏

可令淡斑淡化、消失

【组成】
黑牵牛适量，鸡蛋1个。

【做法】
将黑牵牛研末，用鸡蛋清调匀。

【用法】
夜间涂于面部，晨起洗去。

【出处】
《本草纲目》卷十八牵牛子条引《摘
玄方》。

桃花冬瓜散

可淡化面上雀斑、黄褐斑

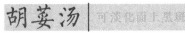

【组成】
桃花、冬瓜仁
等量。

【做法】
将上述两种药
等分研末。

【用法】
用蜜调药粉涂于面部。

【出处】
《本草纲目》卷二十九桃条引〔宋〕
《圣惠方》。

胡荽汤

可淡化面上黑斑

【组成】
胡荽适量。

【做法】
将胡荽水煎取汁。

【用法】
每日用胡荽汤洗脸。

【出处】
《本草纲目》卷二十六胡荽条引
《小说》。

【专家课堂】

色素斑可随季节、日晒、情绪变化等因素稍有改变，所以保持心情舒畅，乐观向上，避免忧思恼怒，同时避免日光暴晒是非常重要的。平时应注意劳逸结合，睡眠充足，多吃含维生素C的蔬菜、水果，避免辛辣、烟酒。此外，慎用含香料和药物性化妆品，忌用刺激性药物及激素类药物。

【白癜风】

白癜风是由局限性的皮肤色素脱失所致的皮肤病，表现为皮肤出现大小不等、形状各异、边界清楚的白色斑片，斑片内毛发也呈白色，不痛不痒，病损多对称分布。本病病程慢，易于鉴别诊断，但难于治疗。各年龄段均可发病，但以青少年好发，发病年龄在 20 岁以内者约占多数，全身各部位皮肤都可以发病，发于面部、手部等部位者影响外貌。

虽然白癜风易诊难治，但是在无数先人前辈的努力探索下，并不断在实践中总结经验，也研究出了不少有用的小偏方，简单、方便、材料易找，值得一试。

杏仁外擦方

可改善白癜风白斑的症状

【组成】
杏仁 14 粒。

【做法】
将杏仁嚼烂。

【用法】
用嚼烂的杏仁擦白斑处，擦到色斑微红便可，每日早晚各 1 次。

【出处】
《本草纲目》卷二十九杏条引〔宋〕《圣济总录》。

【专家提示】
擦药时，注意不要擦破皮肤。

酒服芝麻油

可改善面部或身体上白癜风的症状

【组成】
芝麻油适量。

【用法】
每喝一口芝麻油，马上喝一小口酒送服，每次 200 毫升芝麻油，每日 3 次，连服 20 日。

【出处】
《本草纲目》卷二十二胡麻条引〔唐〕孙思邈《千金方》。

【专家提示】
忌食生冷、猪肉、鸡肉、鱼肉、蒜等荤腥辛辣食物 100 日。

蒺藜子散 可改善白癜风白斑的症状

【组成】

白蒺藜子 240 克。

【做法】

将白蒺藜子研成粉末。

【用法】

每次用开水冲服 8 克药粉,每日 2 次,连服 1 月。

【出处】

《本草纲目》卷十六蒺藜条引孙真人食忌。

【专家提示】

服到半个月时,可以见到白斑中出现红润小点,此时初见效果,应继续服用到 1 个月。

小麦油外涂

可改善白癜风兼有干燥的症状

【组成】

小麦适量。

【做法】

将小麦摊在平整的石头,用烧红的铁块挤压小麦,用布或棉签蘸取压出的油脂。

【用法】

直接涂抹在白斑处,每日 2~3 次。

【出处】

《本草纲目》卷二十二小麦条引〔明〕虞抟《医学正传》。

楸木皮膏

可改善白癜风兼有生疮的症状

【组成】

楸木皮适量。

【做法】

将楸木皮放入水中煎煮,煎到汤液剩 1/10 量时,去掉药渣,继续煎煮药汁,直到药汁浓稠成膏状时便可。

【用法】

直接将药膏涂在患处,每日 3 次。

【出处】

《本草纲目》卷二十五楸条引〔宋〕《圣济总录》。

桑灰蒸洗

可改善白癜风兼有生疮的症状

【组成】

桑柴灰 600 克。

【做法】

将桑柴灰放入蒸笼里蒸,蒸半小时后,取蒸笼底下锅内开水。

【用法】

稍冷却后,冲洗患处,每日 1~2 次。

【出处】

《本草纲目》卷三十六桑条引〔宋〕《圣惠方》。

蛇皮灰外涂

可改善白癜风的症状

【组成】

蛇皮适量。

【做法】

将蛇皮烧成灰,加醋调成糊状。

【用法】

直接涂在患处,每日 1~2 次。

【出处】

《本草纲目》卷四十三蛇蜕条引〔宋〕《圣惠方》。

【专家提示】

桑柴灰是用桑树枝烧成的灰。

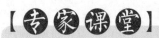

　　患病时可进行适当的日光浴及理疗，要注意光照的强度和时间，并在正常皮肤上擦防晒霜或盖遮挡物，以免晒伤。不要乱用外擦药物，尤其是刺激性过强的药物，以防损伤肌肤。应坚持治疗，树立信心，愈后要巩固治疗，防止复发。减少污染食品的摄入，纠正偏食，坚持正餐，制定科学的膳食食谱，保持全营养素的供应对少儿尤为重要。减少有害气体的吸入，晨练或运动时选择空气清新的场所。

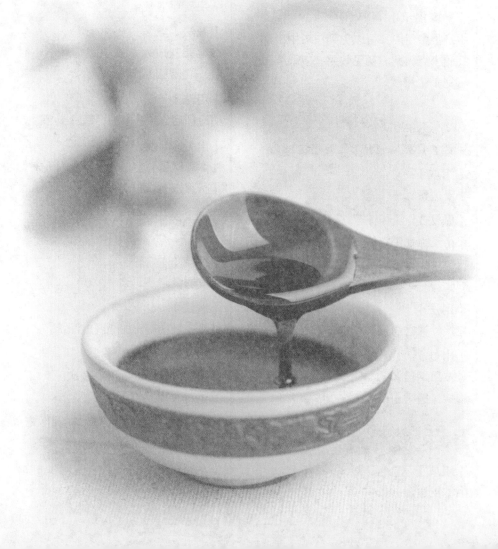

十六、

【美容养颜】

随着生活水平的提高，现代女性越来越重视美容养颜，甚至越来越多的男性也加入此行列。姣好的面容不仅可以增加自己的自信，还可以给人留下深刻的印象，在竞争日益激烈的今天，可以为自己赢得更多的机会。中国古人也重视美容保健，《本草纲目》保存了许多从古代流传下来的美容秘方和方法，这些才是最天然、最有效、最健康的美容之道。让我们一起去看看古老的偏方中有没有适合你自己的吧！

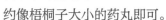

牡蛎丸 | 可使颜面白粉

【组成】
牡蛎适量。

【做法】
将牡蛎壳研磨成粉，用蜂蜜调和，制成大约像梧桐子大小的药丸即可。

【用法】
每日1次，每次用白开水送服20丸。

【出处】
《本草纲目》卷四十六牡蛎条引〔明〕朱橚《普济方》。

【专家提示】
牡蛎肉也可煮熟一并服下。

猪胰膏 | 可改善毛孔粗大、油脂分泌旺盛状

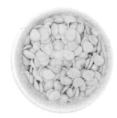

【组成】
猪胰5个，芜青子80克，杏仁、土瓜根各40克。

【做法】
将上述4味磨粉，用酒调和。

【用法】
睡前涂于面部，晨起用水洗去。

【出处】
《本草纲目》卷五十豕条引〔晋〕葛洪《肘后方》。

【专家提示】
若有皮肤过敏反应，应及时洗去面膜（以下的敷面方子亦是同样的处理方法）。

酒蛋白　可使面部洁白光滑

【组成】

鸡蛋适量。

【做法】

将鸡蛋放入白酒中浸泡，且密封28日。

【用法】

煮熟后去壳，捣烂如泥，夜间涂于面部。

【出处】

《本草纲目》卷四十八鸡条引〔明〕朱橚《普济方》。

白瓜仁散　可使肌肤有光泽

【组成】

白冬瓜仁70克，桃花60克，白杨皮30克。

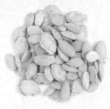

【做法】

将上述组成研粉。

【用法】

每日饭后服1克，每日服3次。

【出处】

《本草纲目》卷二十八冬瓜条引〔晋〕葛洪《肘后方》。

【专家提示】

若要肌肤白皙，可加大白冬瓜仁剂量；欲使肌肤红润，可加大桃花用量。

茯苓散　可改善皮肤枯焦暗黑的症状

【组成】

茯苓适量。

【做法】

将茯苓研磨成粉。

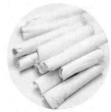

【用法】

用蜜调茯苓粉涂于面部。

【出处】

《本草纲目》卷三十九蜂蜜条引孙真人食忌。

猪蹄膏　可让面部变得光泽有弹性

【组成】

母猪蹄适量。

【做法】

将猪蹄熬煮成胶状。

【用法】

夜间涂于面部，晨起洗去。

【出处】

《本草纲目》卷五十豕条引《千金翼》。

冬瓜霜　可美白、抗衰老

【组成】

冬瓜1个，白酒1升。

【做法】

将冬瓜用竹刀去皮、切片，加白酒1升、水670毫升，煮烂，去滓，熬成膏。

【用法】

夜间洁面后涂于面部。

【出处】

《本草纲目》卷二十八冬瓜条引〔宋〕《圣济总录》。

蒺藜栀子散 | 可淡化面上瘢痕

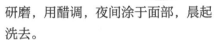

【组成】

蒺藜子、山栀子等量。

【做法】

将上述两种药研磨，用醋调，夜间涂于面部，晨起洗去。

【用法】

用蜜调茯苓粉涂于面部。

【出处】

《本草纲目》卷十六蒺藜条引《救急方》。

舒痕霜 | 可去除瘢痕

【组成】

鸡蛋5~7个。

【做法】

将鸡蛋煮熟，取蛋黄炒黑。

【用法】

把炒黑的蛋黄涂在瘢痕处，每日3次。

【出处】

《本草纲目》卷四十八鸡条引〔宋〕《圣惠方》。

【专家课堂】

美容养颜并不是一蹴而就的，健康完美的肌肤需要时刻呵护。除了上述偏方外，在日常生活中应注意饮食宜清淡，少吃高脂肪、油腻、辛辣和酸涩的食品。不宜吃海鲜，如螃蟹、虾、墨鱼。多食富含维生素C的果蔬，如橘子、山楂、柠檬、西红柿、鲜枣、奇异果等。多食富含维生素E的果蔬，如卷心菜、花菜、芝麻等以及富含维生素A、锌的食品。避免日晒，起居规律，生活乐观，情绪平和，劳逸适度。

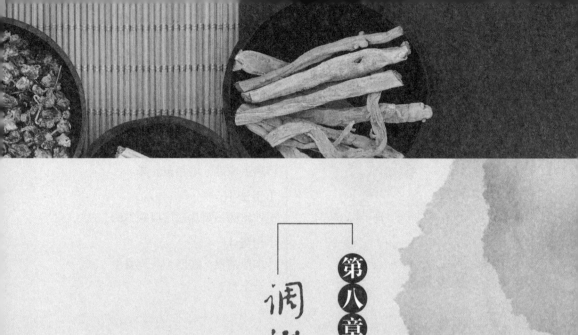

第八章

调治妇产科病症的偏方

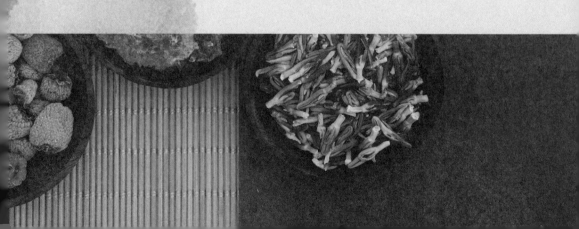

【月经病】

月经是每位女性必经的事情之一，伴随女性长达30余年的育龄期。月经病是指在月经的周期、经期、经量、经色、经质方面的异常症状，以及伴随月经周期，或在绝经前后所出现的异常症状。月经病是妇科临床的常见病、多发病，也容易进一步引起妇女的其他疾病，给妇女的身心健康造成伤害，因此需要引起重视。

当归附子汤

可缓解经行下腹冷痛症状

【组成】

熟附子（去皮）、当归各12克。

【做法】

将上药以水煎煮，取药汁。

【用法】

乘热服1碗。下腹部注意保暖。

【出处】

《本草纲目》卷十七附子条引〔明〕朱橚《普济方》。

【专家提示】

经行下腹冷痛，都要乘热服药。服药期间，不能吃冷饮冷物，注意下腹部保暖。

赤石脂汤

可改善妇女月经过多症状

【组成】

赤石脂、补骨脂各40克。

【做法】

赤石脂、补骨脂共研为末。

【用法】

每次服8克，以米汤送服。

【出处】

《本草纲目》卷九五色石脂条引〔明〕朱橚《普济方》。

【专家提示】

月经量超过80毫升为月经过多。本病常因失血过多引起气血两虚，严重影响身体健康，故应针对病因，积极治疗。

第八章 调治妇产科病症的偏方

蘘荷通经汤

可改善妇女月经量过少症状

【组成】

蘘荷 30~60 克。

【做法】

煎汤取汁，兑入适量米酒服。

【用法】

乘热服 1 碗。

【出处】

《本草纲目》卷十五蘘荷条引《经验方》。

【专家提示】

兑入适量米酒能增强活血行气之药力。服药期间，不能吃冷饮冷物。

芩心丸

可治疗老年妇女经行不止

【组成】

黄芩心 80 克。

【做法】

黄芩心用米醋浸泡 7 日，取出在锅中翻炒干，再浸入米醋中 7 日，如此反复 7 次，最后翻炒干后研末，用醋调糊成梧桐子大小药丸。

【用法】

空腹用温酒送服 70 粒，每日 2 次。

【出处】

《本草纲目》卷十三黄芩条引〔元〕萨谦斋《瑞竹堂经验方》。

【专家提示】

老年妇女经行不止应查明原因，鉴别疾病良恶性，排除恶性病症。

凌霄花汤

可改善妇女闭经症状

【组成】

凌霄花适量。

【做法】

将凌霄花研末。

【用法】

每次服 8 克，空腹时以温酒送服。

【出处】

《本草纲目》卷十八紫葳条引《徐氏胎产方》。

当归红花汤

可改善妇女每逢经行前后或经期出现的吐血、流鼻血症状

【组成】

京墨适量，当归、红花各 12 克。

【做法】

京墨磨汁；当归尾、红花以 150 毫升水煎药，将水煎得剩下八成。

【用法】

京墨墨汁服下血止后，药汁乘热服。

【出处】

《本草纲目》卷十四当归条引〔明〕杨起《简便单方》。

【专家提示】

唐代已有以墨为药的记载。纵观历代医学著作的记载，"墨"主要是用作止血药。例如吐血、衄血（流鼻血）时，可饮用此物。至今同仁堂还有来自徽墨产地的京香墨。

槐花酒 | 可改善妇女月经点滴不尽的症状

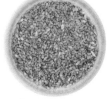

【组成】

槐花适量。

【做法】

将槐花直接放在火上烧，烧至表面碳化即可，研末。

【用法】

空腹用温酒送服 8~12 克。

【出处】

《本草纲目》卷三十五槐条引〔宋〕《圣惠方》。

【专家提示】

妇女月经长时间点滴不尽，易造成感染，进而罹患其他妇科疾病，应当及早治疗。

【专家课堂】

中医理论认为"女子以血为本"，女性的一生都在失血和耗血，可以说月经的状况是女子健康的晴雨表，月经的正常与否对女性来说十分重要。注意心理、饮食的调节，保持规律的作息习惯，选择适宜的运动，注意卫生、预防感染等对预防和调治月经病十分重要。

二、

【白带异常】

　　白带是从妇女阴道里流出来的一种带有黏性的白色液体,正常情况下,它会随着女性月经周期而改变,具体表现为月经干净后,量少、色白、糊状;月经中期呈现透明,微黏似蛋清样;行经前白带量稍增多。当子宫、宫颈、阴道出现病变或者有其他原因时,白带的量、色、黏稠度将会发生变化,称为白带异常,中医称带下病。患有此病的女性,除针对病因进行治疗外,饮食疗法也值得一试。

白鸡冠花酒 | 可改善妇女自带多的症状

【组成】

白鸡冠花适量。

【做法】

将白鸡冠花晒干,研成细末。

【用法】

早晨空腹用温酒送服 12 克。

【出处】

《本草纲目》卷十五鸡冠条引〔明〕孙天仁《集效方》。

槐牡酒 | 可改善妇女白带量过多而绵绵不绝的症状

【组成】

槐花（炒）、牡蛎（煅）各适量。

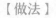

【做法】

取槐花（炒）、牡蛎（煅）等量,一起研成细末。

【用法】

用温酒送服 12 克。

【出处】

《本草纲目》卷三十五槐条引《摘玄方》。

红鸡冠花酒 | 可改善妇女白带中夹杂血丝症状

【组成】

红鸡冠花适量。

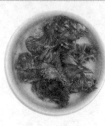

【做法】

将红鸡冠花晒干,研成细末。

【用法】

早晨空腹用温酒送服 12 克。

【出处】

《本草纲目》卷十五鸡冠条引〔明〕孙天仁《集效方》。

益母草汤

可改善妇女白带中夹杂血丝症状

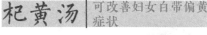

【组成】

开花的益母草适量。

【做法】

将益母草研成细末。

【用法】

空腹用温开水送服 8 克。

【出处】

《本草纲目》卷十五茺蔚条引《集验方》。

杞黄汤

可改善妇女白带偏黄症状

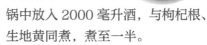

【组成】

枸杞根 660 克，生地黄 3300 克。

【做法】

锅中放入 2000 毫升酒，与枸杞根、生地黄同煮，煮至一半。

【用法】

每日温服。

【出处】

《本草纲目》卷三十六枸杞、地骨皮条引〔唐〕孙思邈《千金方》。

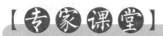

【专家课堂】

　　许多女性在发现白带出现异常后，往往选用各种洗液、消毒护垫等，这些都会破坏正常阴道弱酸性环境，使阴道的自洁功能下降，甚至使症状加重。保持外阴清洁干燥、勤换内裤，注意经期、产后卫生，不盆浴，并且定期进行妇科检查，发现病变及时治疗，才是治疗白带疾病的正确方法。

三、

【妊娠病】

妇女怀孕期间发生与妊娠有关的疾病，称妊娠病。妊娠病对孕妇的身体健康和胎儿的正常发育都会造成一定影响，严重者甚至危及生命，因此我们要重视妊娠病的预防和发病后的治疗。常见的症状：妊娠早期出现的严重的恶心、呕吐、头晕、厌食，妊娠期间阴道的少量不规则出血、腰酸腹痛及妊娠期出现的尿频、尿急、尿痛等。妊娠期间许多药物为慎用或禁用，给妊娠病的治疗带来一定困难，故列出以下偏方为妊娠病的治疗提供一些参考。

二香散

可改善妊娠早期恶心、呕吐、厌食症状

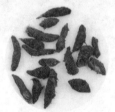

【组成】
香附子40克，
藿香叶、甘草
各8克。

【做法】
将3味药研成细末。

【用法】
取药末8克，加适量盐，用刚烧开的水冲服。

【出处】
《本草纲目》卷十四莎草、香附子条引〔宋〕《圣惠方》。

二黄丸

可改善妊娠期间少量阴道出血但无腰酸腹痛下坠感的症状

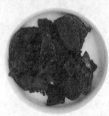

【组成】
生地黄、熟地
黄等量，白术、
枳壳各适量。

【做法】
生地黄与熟地黄研成细末，白术与枳壳加水煎汤取药汁。

【用法】
用药汁冲药粉，空腹服下，每日服2次。

【出处】
《本草纲目》卷十六地黄条引〔金〕刘完素《素问病机气宜保命集》。

黄连酒

可缓解妊娠期间受惊后出现的腰酸腹痛和阴道少量出血症状

【组成】

黄连适量。

【做法】

将黄连研末。

【用法】

黄连末1克,用温酒冲服,每日服3次。

【出处】

《本草纲目》卷十三黄连条引《子母秘录》。

车前酒

可防治先兆流产或习惯性流产

【组成】

车前子适量。

【做法】

将车前子研末。

【用法】

车前子末1克,用温酒冲服。不能喝酒的,可改为用水送服。

【出处】

《本草纲目》卷十六车前条引《妇人良方》。

羌活酒

可改善妊娠中晚期出现的肢体面目肿胀症状

【组成】

羌活、萝卜子各适量。

【做法】

将羌活和萝卜子一起炒到有香气出,取出羌活,将

羌活研成细末。

【用法】

羌活末8克,用温酒冲服,每日1次。

【出处】

《本草纲目》卷十三独活条引许学士《本事方》。

猪苓散

可改善妊娠期出现的肢体面目肿胀、尿频、尿急、尿痛症状

【组成】

猪苓1000克。

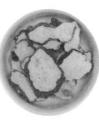

【做法】

将猪苓研成细末。

【用法】

将猪苓末用烧开的水冲服,白天服3次,晚上服2次,小便正常后即可停药。

【出处】

《本草纲目》卷三十七猪苓条引〔南朝齐〕陈延之《小品方》。

熟艾包

可缓解妊娠期感冒后卧床不起的症状

【组成】

存放1年的艾叶120克。

【做法】

将艾叶用醋拌炒到很热不至烧焦的程度。

【用法】

将拌炒好的艾叶用纱布包好,热敷肚脐以下的下腹部。

【出处】

《本草纲目》卷十五艾条引《妇人良方》。

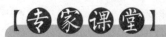

【专家课堂】

　　由于妊娠期用药对胚胎、胎儿可能造成流产、致畸、生长发育迟缓等损害，特别在孕早期损害更大。因此必须在有明确指征和对疾病治疗确有需要的情况下用药，不应滥用药物。在妊娠早期能避免或暂时停用的药，可考虑不用或暂时停用。

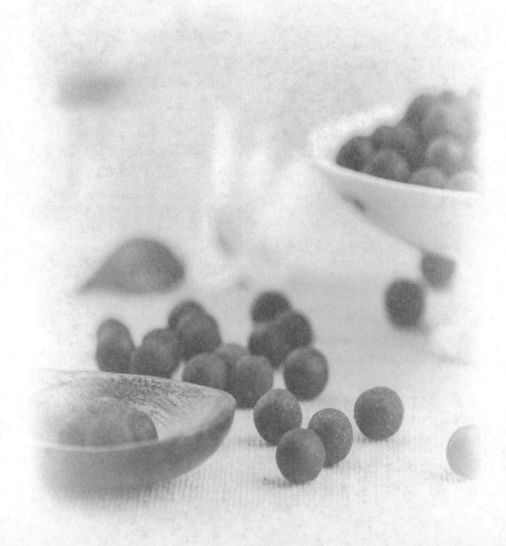

四、

【产后病】

产后病，是指胎儿娩出后至产褥期间所发生的与分娩有关的疾病，俗称"月子病"。由于分娩用力、出汗、分娩创伤和出血所形成的"多虚多瘀"的特点，产后稍有不慎或调护不当，极易产生各种疾病，常见的有产后出血、产后发热、产后盗汗、产后头痛、产后关节痛、产后尿频、产后尿潴留、产后尿失禁、乳汁淤积、急性乳腺炎、少乳、产后抑郁等。这些疾病不仅严重影响产妇的情绪与健康，而且使产妇不能正常哺乳。对产后疾病做到早预防、早发现、早治疗，对于确保产后妇女和宝宝的健康都有十分重要的意义。

麦芽酒

可缓解产后腹胀不适的症状

【组成】

麦芽200毫升。

【做法】

将麦芽研成细末。

【用法】

用酒送服麦芽末。

【出处】

《本草纲目》卷二十五蘖米条引〔唐〕李绛《兵部手集方》。

【专家提示】

产后腹胀是产后特别是剖宫产产妇的一个关口，尽早恢复排气排便，不仅能恢复肠功能、而且能促进产妇食欲，有利于泌乳，保证婴儿的生长发育。

桃仁粉

可改善产后外阴肿胀的症状

【组成】

桃仁适量。

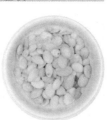

【做法】

将桃仁研成细末。

【用法】

直接敷在外阴肿胀部位。

【出处】

《本草纲目》卷二十九桃条。

【专家提示】

由于压迫或分娩对外阴的牵拉、产创等的多方因素会使产后外阴出现肿胀疼痛。但若出现明显疼痛或异常分泌物时，应警惕是否感染，必要时需请医生检查和治疗。

乌鸡蛋酒 | 可缓解产后血多不止的症状

【组成】

乌鸡蛋 3 枚，醋 350 毫升，酒 1400 毫升。

【做法】

取乌鸡蛋蛋黄和蛋清，与醋、酒一起搅拌打匀，一同煮熟至 1400 毫升。

【用法】

将药汁分 4 次服下。

【出处】

《本草纲目》卷四十八鸡条引《拾遗》。

桃仁泥 | 可缓解产后身热皮肤起疹的症状

【组成】

桃仁、熟猪油各适量。

【做法】

将桃仁打成泥，与熟猪油搅拌均匀。

【用法】

将桃仁泥敷于皮肤发疹处，每日更换。

【出处】

《本草纲目》卷二十九桃条引〔唐〕孙思邈《千金方》。

归芪麻黄根汤

可缓解产后多汗的症状

【组成】

黄芪、当归各 40 克，麻黄根 80 克。

【做法】

将 3 味药一同用水煎煮。

【用法】

服药汁。

【出处】

《本草纲目》卷十五麻黄条。

苋菜粳米粥

可缓解产后粪便赤白脓血样的症状

【组成】

紫苋菜一把，粳米 300 毫升。

【做法】

将苋菜和粳米一同煮粥。

【用法】

直接服用。

【出处】

《本草纲目》卷二十七苋条引〔元〕邹氏《寿亲养老新书》。

二贝散 | 可改善产后乳汁不出的症状

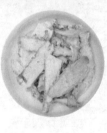

【组成】

贝母、知母、牡蛎粉等量。

【做法】

将 3 味药研为细末。

【用法】

每日用猪蹄汤送服药末 8 克。

【出处】

《本草纲目》卷十三贝母条引王海藏《汤液本草》。

蒲公英忍冬藤汤

可改善产后乳腺发炎症状

【组成】

蒲公英40克，
忍冬藤80克。

【做法】

将两味药捣烂，
用500毫升水煎煮，煎至250毫升。

【用法】

空腹服药汁。

【出处】

《本草纲目》卷二十七蒲公英条引
《积德堂方》。

【专家提示】

产后由于乳房护理不当、常因乳汁淤积或乳头皲裂使病菌侵入乳腺，引起乳腺炎症，此时饮食上宜食清淡又富有营养的食物，如西红柿、丝瓜、黄瓜、茼蒿、鲜藕等。水果宜食橘子，同时忌辛辣、刺激、荤腥油腻。

【专家课堂】

分娩之后，产妇全身各器官组织，都要恢复到妊娠前的状态，这种恢复比较缓慢，需要6~8周才能完成。这段时间对产妇来说十分重要，产后康复的好坏，关系终身。若调理得当，产妇可利用这段特殊的时期通过正确的补养使身体更健康。

五、

【妇科杂病】

凡不属经、带、胎、产和前阴疾病范畴，而又与女性解剖、生理特点有密切关系的疾病，称为"妇科杂病"，常见的妇科杂病有不孕证、子宫脱垂、妇人腹痛、癥瘕、脏躁等，下面我们看看古人在调治妇科杂症方面有什么好方法可以借鉴。

甘麦大枣汤
可改善妇女精神抑郁恍惚的症状

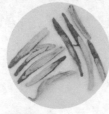

【组成】
甘草 30 克，
小麦 200 克，
大枣 10 枚。

【做法】
将 3 味药一起用水煎取汁。

【用法】
服药汁。

【出处】
《本草纲目》卷二十九枣条引《金匮》。

【专家提示】
研究表明，妇女情志异常大多与环境因素有关。培养健康的心态，建立良好的人际关系，防止情志内伤是治疗本病的关键。

桃杏散
可改善妇女不孕的症状

【组成】
桃花、杏花各适量。

【做法】
将花晒干，研成细末。

【用法】
用清晨初汲的井水冲服 1 克。

【出处】
《本草纲目》卷二十九杏条引〔明〕胡濙《卫生易简方》。

香附子末
可改善妇女头痛的症状

【组成】
香附子适量。

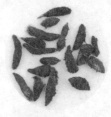

【做法】
将香附子研成细末。

【用法】
用茶水送服药末，每日 3 次。

【出处】
《本草纲目》卷十四莎草、香附子条引《经验良方》。

蒜头草汤

可改善妇女子
宫脱垂的症状

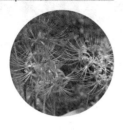

【组成】

蒜头草一把。

【做法】

蒜头草用三碗
水煎成一碗半。

【用法】

用药汁熏洗患处。

【出处】

《本草纲目》卷十二石蒜条引〔元〕
危亦林《得效方》。

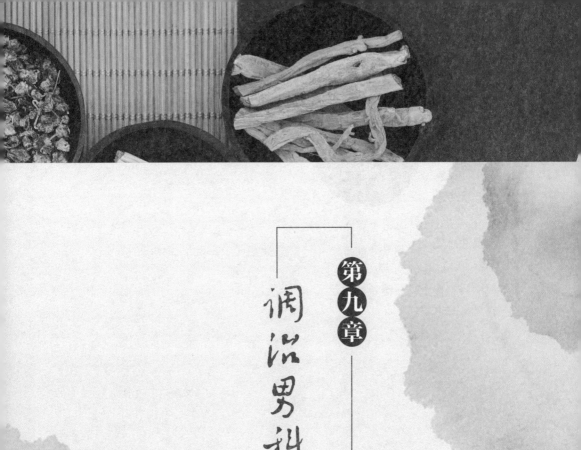

第九章

调治男科病症的偏方

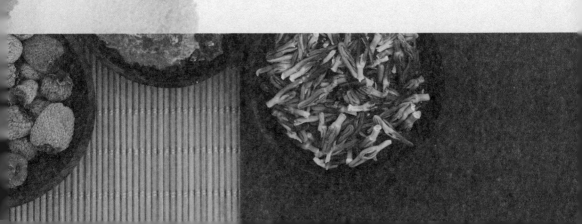

【前列腺炎】

　　前列腺炎是成年男性的常见病之一，约有 50% 的男性在一生中的某个时期会受到前列腺炎的影响。虽然它并不直接威胁生命，但会严重影响患者的生活质量。根据病程的长短，前列腺炎可以简单分为急性和慢性，除了尿频、尿急、尿痛、夜尿增多、排尿困难等共同的症状外，急性前列腺炎常伴有寒战和高热，和膀胱炎都可划分到中医"热淋"的范畴，相关的偏方可以参考膀胱炎，而慢性前列腺炎往往反复发作超过 3 个月，排尿后常有白色分泌物自尿道口流出。前列腺炎往往需要采用综合的治疗方法，中药自然是十分重要的。

络石藤人参茯苓龙骨散 | 可治疗慢性前列腺炎

【组成】
络石藤、人参、茯苓各 80 克，煅龙骨 40 克。

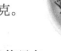

【做法】
将以上组成共研末。

【用法】
每次取 8 克，空腹时用米汤送服，每日 2 次。

【出处】
《本草纲目》卷十八络石条发明下《仁存堂方》。

白果仁汤 | 可治疗慢性前列腺炎夜尿频多者

【组成】
生白果仁 5 克。

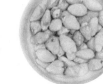

【做法】
将生白果仁捣碎水煎取汁。

【用法】
口服，每日 1 次。

【出处】
《本草纲目》卷三十银杏条。

【专家提示】
白果有毒，不可多用，如服药期间出现腹痛、吐泻、发热、紫绀等症状，应立即停药，并及时就医。

糯稻草汁

对慢性前列腺炎夜尿频多者尤为适合

【组成】

糯稻草60克。

【做法】

将糯稻草加水煎成浓汁，放置一夜。

【用法】

口服。

【出处】

《本草纲目》卷二十二稻条引《摘玄妙方》。

冬瓜仁散

可缓解慢性前列腺炎伴夜尿频多症状

【组成】

冬瓜仁200克。

【做法】

将冬瓜仁炒香后研成末。

【用法】

每次取20克，用米汤送服。

【出处】

《本草纲目》卷二十八冬瓜条引《救急易方》。

厚朴茯苓汤

可治疗慢性前列腺炎

【组成】

姜炙厚朴、白茯苓各40克，水、白酒各300毫升。

【做法】

厚朴及白茯苓加入水、酒，煎煮成300毫升。

【用法】

药汤放温后饮用。

【出处】

《本草纲目》卷三十五厚朴条引《经验良方》。

附子姜汤

对慢性前列腺炎料尿中有白油者有一定疗效

【组成】

熟附子8克，生姜3片，水200毫升。

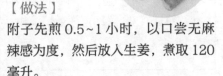

【做法】

附子先煎0.5~1小时，以口尝无麻辣感为度，然后放入生姜，煮取120毫升。

【用法】

药汤放温后饮用。

【出处】

《本草纲目》卷十七附子条引〔明〕朱橚《普济方》。

萆薢分清饮

可改善慢性前列腺炎伴小便混浊

【组成】

萆薢、石菖蒲、益智仁、乌药各4克。

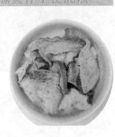

【做法】

将以上组成加水200毫升，加盐少许，煮至140毫升，取药液。

【用法】

饭前温服，每日1次。

【出处】

《本草纲目》卷十八萆薢条。

菟丝子麦冬丸

可治疗慢性前列腺炎伴尿血

【组成】

菟丝子、麦冬各 100 克。

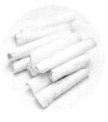

【做法】

将以上 2 种药研末，加蜜制成梧桐子大小的丸状。

【用法】

用盐开水送服，每次 70 粒。

【出处】

《本草纲目》卷十八菟丝子条。

黄芪茯苓散

适合慢性前列腺炎伴乏力明显者

【组成】

盐炒黄芪 20 克，茯苓 40 克。

【做法】

将以上两种药研末。

【用法】

每次取 4 克，用白开水送服。

【出处】

《本草纲目》卷十二黄耆条引《经验良方》。

羊骨散

可治疗慢性前列腺炎伴小便混浊、腰膝乏力

【组成】

羊骨 1 条。

【做法】

将羊骨研末成粉。

【用法】

每次取 1 克，用酒送下，每日 3 次。

【出处】

《本草纲目》卷五十羊条引〔唐〕孙思邈《千金方》。

【专家提示】

羊骨一般取山羊或绵羊的骨。

【专家课堂】

前列腺炎患者应进行自我心理疏导，保持开朗乐观的生活态度、规律的性生活，并戒酒，忌辛辣刺激食物；避免憋尿、久坐及长时间骑车、骑马，注意保暖，加强体育锻炼。另外，有"八多八少"口诀可以参考：少烟多茶，少酒多水，少糖多果，少肉多菜，少盐多醋，少怒多笑，少药多练，少车多步。

第九章 调治男科病症的偏方

【阳痿】

阳痿是指成年男性在性交时，阴茎勃起硬度不足于插入阴道，或阴茎勃起硬度维持时间不足于完成满意的性生活。发病率很高，占成年男性的50%左右。男性勃起是一个涉及大脑、激素、情感、神经、肌肉和血管等多方面问题的复杂过程，根据其病因，大致可以将阳痿分为精神性和器质性两类，所以阳痿的治疗也因人而异。

古人注重房中术，阳痿的治疗一直受到医家的重视，几千年的经验摸索，老祖宗总结出了不少有效的方子，不仅能治疗阳痿，更能防患于未然。所以不管你是出于治病还是保健的目的，都可以试试一些老祖宗的偏方。

蛇床五味菟丝丸

对阳痿不能勃起有一定疗效

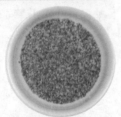

【组成】
蛇床子、五味子、菟丝子各100克，蜂蜜300克。

【做法】
将前3味药研磨成粉，蜂蜜放入锅中加热至沸，继续炼制成炼蜜程度，捞去漂浮的泡沫，将研成的药粉放入，搓成梧桐子大小的药丸，用蜡纸包好，放置在阴凉干燥处。

【用法】
每次取30粒药丸，用温酒送服，每日3次。

【出处】
《本草纲目》卷十四蛇床条引〔唐〕孙思邈《千金方》。

虾米炒蛤蚧

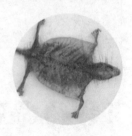

【组成】
虾米300克，蛤蚧2只，茴香、蜀椒各150克，木香30克。

【做法】
将虾米、蛤蚧、茴香、蜀椒用盐酒炒熟，加入木香粉末混匀，趁热装入洁净容器中，密封，置于阴凉干燥处。

【用法】
每次取10克，空腹时用盐酒咀嚼，服下。

【出处】
《本草纲目》卷四十四虾条。

磁石酒 可治疗阳痿不能勃起

【组成】

磁石3千克。

【做法】

将磁石放入酒中浸泡14日。

【用法】

每次饮用60毫升药酒，白天3次，晚上1次。

【出处】

《本草纲目》卷十慈石条引〔唐〕孙思邈《千金方》。

五味子散 适合阳痿不能勃起者

【组成】

五味子600克。

【做法】

将五味子研末备用。

【用法】

每次取1克，用酒送服，每日3次。服药期间忌食猪肉、鱼肉、蒜、醋等食物。

【出处】

《本草纲目》卷十八五味子条引〔唐〕孙思邈《千金方》。

覆盆子散 可改善阳痿不能勃起的症状

【组成】

覆盆子500克。

【做法】

将覆盆子酒浸，焙干，研磨成末。

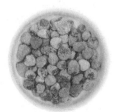

【用法】

每日早晨取覆盆子末12克，用酒送服。

【出处】

《本草纲目》卷十八覆盆子条引〔明〕李时珍《濒湖集简方》。

煮泥鳅 可治疗阳痿不能勃起

【组成】

泥鳅1条。

【做法】

将泥鳅加入水中煮熟。

【用法】

食用。

【出处】

《本草纲目》卷四十四鳅鱼条引〔明〕李时珍《濒湖集简方》。

鸡肝菟丝子丸 可缓解阳痿不能勃起的症状

【组成】

雄鸡肝3副，菟丝子200克。

【做法】

将鸡肝及菟丝子研末，用足量捣碎的鹌鹑蛋（去蛋壳）混匀，搓成黄豆大小的药丸。

【用法】

每次取100粒，用酒送服，每日2次。

【出处】

《本草纲目》卷四十八鸡条引〔唐〕孙思邈《千金方》。

第九章 调治男科病症的偏方

猪肾枸杞叶羹

对肾虚导致的阳痿不能勃起尤为适合

【组成】

猪肾2个，枸杞叶300克，豆豉汁25毫升。

【做法】

将猪肾去掉脂膜切片，同枸杞叶一起加入豆豉汁拌匀，再加入花椒、盐、葱少许煮羹。

【用法】

空腹食羹。

【出处】

《本草纲目》卷五十豕条引《经验后方》。

阳起石散

可缓解阳痿或阴部多汗的症状

【组成】

煅阳起石200克。

【做法】

将阳起石研末，贮存。

【用法】

每次取8克，用盐酒送服。

【出处】

《本草纲目》卷十阳起石条引〔明〕朱橚《普济方》。

龙骨远志丸

可治疗肾虚阳痿或滑泄不育

【组成】

龙骨、远志各200克，蜂蜜400克。

【做法】

将龙骨和远志研末，和蜜做成直径6~7毫米大小的丸粒。

【用法】

每次取30粒，冷水空腹送服。

【出处】

《本草纲目》卷四十三龙条引经验。

【专家课堂】

阳痿患者应节制性欲，不可房事过频，手淫过度。饮食不宜过食肥甘厚味，以免湿热内生，造成阳痿。积极治疗容易造成阳痿的原发病，如糖尿病、动脉硬化、甲状腺功能亢进等。同时因为生活工作压力较大、精神紧张是阳痿的重要发病原因，所以调畅情志、怡悦心情、防止精神紧张是预防及调护阳痿的重要环节。

三、

【遗精】

　　遗精是指无性交活动时的射精，是青少年常见的正常生理现象，约有80%未婚青年都有过这种现象。在睡眠做梦中发生的遗精称为梦遗，在清醒状态下发生的遗精称为滑精。遗精的频度差别很大，正常未婚男子，每月可遗精1~2次。但在有规律的性生活时，经常遗精或遗精次数增多，一周数次或一夜数次，并伴有头昏、精神萎靡、腰膝酸软、失眠等症状，就说明你生病了。

　　遗精初起一般都比较轻浅，治疗得当，会很快痊愈。但如果不能接受及时、规范的治疗，则容易转变成阳痿、早泄，甚至不育。所以，自觉遗精太过频繁的时候不妨试试下面的方子。

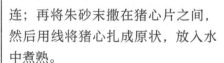

朱砂煮猪心

对有心慌不宁的心虚遗精尤为适合

【组成】

猪心1个，水飞朱砂0.3克。

【做法】

先将猪心切成片状，一端相连；再将朱砂末撒在猪心片之间，然后用线将猪心扎成原状，放入水中煮熟。

【用法】

煮熟的猪心全部吃下，每日1次。

【出处】

《本草纲目》卷九丹砂条引唐瑶《经验方》。

秋石四精丸

可治疗色欲过度损伤心气所致的遗精

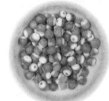

【组成】

秋石、白茯苓各160克，莲肉、芡实各80克。

【做法】

将以上组成研磨成细末，加入适量蒸熟的枣肉，搓成梧桐子大小的药丸，晾干贮存。

【用法】

每次取30粒，空腹时用盐开水送下，每日3次。

【出处】

《本草纲目》卷五十二秋石条引《永类钤方》。

乳香 | 可治疗睡眠时遗精

【组成】

乳香5克。

【做法】

无须特殊制作。

【用法】

睡前放入口中慢慢咀嚼，临睡时咽下，3~5日即可起效。

【出处】

《本草纲目》卷三十四熏陆香条引〔明〕王玺《医林集要》。

莲心朱砂散 | 可治疗小便时精液流出

【组成】

莲子心100克，朱砂3克。

【做法】

将莲子心研成细末，加入朱砂混匀。

【用法】

每次取4克，用开水送服，每日2次。

【出处】

《本草纲目》卷三十三莲藕条引〔明〕王玺《医林集要》。

【专家提示】

朱砂有毒，每日的服用量不能超过0.5克，而且连续服用时间不宜超过7日。朱砂会和铝发生化学反应，所以朱砂最好不要存放在铝制的容器中。服用后如果发现有手脚麻木、恶心呕吐等中毒症状的话，应该立即停药及时就医。

附子煮猪肾 | 适合肾虚遗精

【组成】

猪肾1个，附子末4克。

【做法】

将猪肾切开，放入附子末，然后用布包裹猪肾放进锅里煮熟。

【用法】

空腹食用，饮酒1杯。

【出处】

《本草纲目》卷五十豕条引《经验方》。

【专家提示】

附子有毒，内服必须经过严格的炮制，而服用过量或者炮制、煎煮方法不当，都可能引起中毒，所以一定要在正规药店购买，并防止过量。

薰草汤 | 可治疗梦遗

【组成】

薰草、人参、白术、白芍、生地黄、茯神、桂心、炙甘草各80克，大枣12枚。

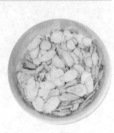

【做法】

将以上组成加水1600毫升，煮至600毫升。

【用法】

煎出的药汤分2次服用。

【出处】

《本草纲目》卷十四薰草、零陵香条引〔唐〕王焘《外台秘要》。

茯苓砂仁烤羊肉

可治疗肾虚遗精

【组成】

白茯苓80克，缩砂仁40克，盐8克，羊肉500克。

【做法】

先将白茯苓和缩砂仁研磨成细末，加盐混匀；再将羊肉切片，搓以上药末后烤熟。

【用法】

食用羊肉，可佐以适量白酒。

【出处】

《本草纲目》卷三十七茯苓条引〔明〕朱橚《普济方》。

鹿角龙牡丸

可缓解肾虚不固所致的梦遗

【组成】

鹿角霜80克，炒生龙骨、煅牡蛎各40克。

【做法】

将鹿角霜、龙骨、牡蛎研末，用适量白酒混匀，搓成梧桐子大小的药丸，晾干，存放在干燥处。

【用法】

每次取40粒，用盐开水送服。

【出处】

《本草纲目》卷五十一鹿条引〔明〕朱橚《普济方》。

桑螵蛸龙骨散

对伴有盗汗的肾虚遗精有一定疗效

【组成】

炙桑螵蛸、龙骨各100克。

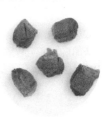

【做法】

将桑螵蛸和龙骨共研成细末，混匀，存放在干燥处。

【用法】

每次取8克，空腹时用盐开水送下。

【出处】

《本草纲目》卷三十九螳螂、桑螵蛸条引〔唐〕王焘《外台秘要》。

玉锁丹 | 可改善心肾两虚导致的遗精

【组成】

五倍子600克，白茯苓160克，龙骨80克。

【做法】

将以上组成研磨成细末，加入适量水，搓成梧桐子大小的药丸，晾干贮存。

【用法】

每次取70粒，空腹时用盐开水送下，每日3次。

【出处】

《本草纲目》卷三十九五倍子条引《和剂方》。

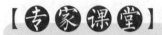

【专家课堂】

　　遗精的预防调护首先要注意精神调养，排除杂念，清心寡欲；其次要避免过度脑力活动，做到劳逸结合，适当参加体力活动；再则要注意生活起居，节制性欲，戒除手淫，夜晚进食不宜过饱，睡前用温水洗脚，被褥不宜过厚、过暖，衬裤不宜过紧，养成侧卧习惯；最后要注意少食醇酒厚味及辛辣刺激食品。

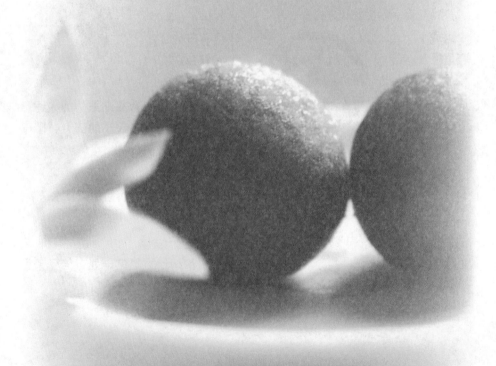

【睾丸炎】

睾丸炎是由各种致病因素引起的睾丸发炎，可分为非特异性、病毒性、真菌性、螺旋体性、寄生虫性、损伤性、化学性等类型，临床上常见的是非特异性睾丸炎及腮腺炎性睾丸炎，它是男性不育症常见病因之一。睾丸炎的典型表现：高热、寒战、睾丸疼痛并向腹股沟处放射，常伴恶心、呕吐，阴囊皮肤红肿，睾丸肿大。

睾丸炎可以引起生精活动不可逆的破坏甚至睾丸萎缩，导致男子不育症，所以应予以足够重视。在早期足量使用抗生素的基础上，可以采用一些偏方治疗，以改善预后。

小蒜韭根杨柳根酒

对阴部疼痛剧烈者有一定疗效

【组成】
小蒜、韭根各 900 克，杨柳根 1300 克，白酒 3000 毫升。

【做法】
将小蒜、韭根及杨柳根放入白酒中，煮沸。

【用法】
趁热熏洗。

【出处】
《本草纲目》卷二十六蒜条引《永类钤方》。

荷叶浮萍蛇床子洗剂

可改善阴部肿痛瘙痒症状

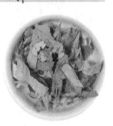

【组成】
荷叶、浮萍、蛇床子各 100 克。

【做法】
将以上组成加入适量水中煎煮。

【用法】
外洗阴部，每日 1 次。

【出处】
《本草纲目》卷三十三莲藕条引《医垒元戎》。

伏龙肝蛋白外涂方

可缓解阴囊突然肿痛

【组成】

伏龙肝适量，鸡蛋1个。

【做法】

将伏龙肝研成细粉，加入蛋清，混匀。

【用法】

涂擦在阴囊表面。

【出处】

《本草纲目》卷七伏龙肝条引〔唐〕孙思邈《千金方》。

蛇床子蛋黄外涂方

可治疗阴囊肿痛

【组成】

蛇床子适量，生鸡蛋黄1个。

【做法】

将蛇床子研成细粉，加入生鸡蛋黄混匀。

【用法】

涂擦在阴囊表面。

【出处】

《本草纲目》卷七伏龙肝条引〔唐〕孙思邈《千金方》。

马鞭草

可治疗阴囊及睾丸肿痛

【组成】

马鞭草100克。

【做法】

将马鞭草捣烂。

【用法】

取适量涂擦在阴囊表面。

【出处】

《本草纲目》卷十六马鞭草条引《集验方》。

荔核青皮茴香散

适合阴囊肿胀严重者

【组成】

荔枝核、青皮、茴香各50克。

【做法】

将以上组成炒香研末，存贮备用。

【用法】

每次取8克，用酒送服，每日3次。

【出处】

《本草纲目》卷三十一荔枝条。

桃仁散

可改善阴囊肿痛伴瘙痒症状

【组成】

桃仁30克。

【做法】

将桃仁炒香研末。

【用法】

每次取1克，用酒送服，每日2次。

【出处】

《本草纲目》卷二十九桃条引〔唐〕王焘《外台秘要》。

葱白乳香外涂方

可快速缓解阴囊肿痛

【组成】

葱白、乳香各适量。

【做法】

将葱白和乳香捣烂。

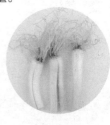

【用法】

涂擦在阴囊部。

【出处】

《本草纲目》卷二十六葱条。

荔枝核散 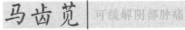可缓解睾丸肿痛

【组成】

荔枝核100克。

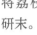

【做法】

将荔枝核炒香研末。

【用法】

每次取8克，用酒送服。

【出处】

《本草纲目》卷三十一荔枝条。

马齿苋 可缓解阴部肿痛

【组成】

鲜马齿苋200克。

【做法】

将马齿苋捣烂。

【用法】

外敷阴部。

【出处】

《本草纲目》卷二十七马齿苋条引《永类钤方》。

【专家课堂】

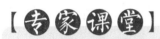

　　睾丸炎应早期规范应用大量广谱有效的抗生素控制炎症，以减少化脓性睾丸炎及睾丸脓肿的发生，尤其应注意急性腮腺炎性睾丸炎，其双侧病变可以引起生精活动不可逆的破坏甚至睾丸萎缩，导致男子不育症。因此，预防本病的关键是，1岁以下易感儿童可以进行接种流行性腮腺炎病毒疫苗，而对于已经感染腮腺炎的儿童，则应防止病变向睾丸扩散。

第九章 调治男科病症的偏方

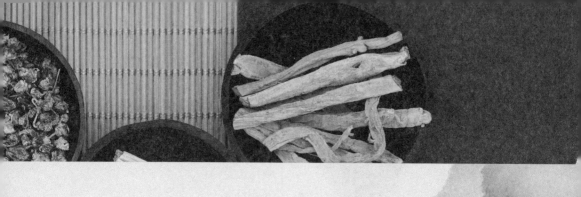

第十章
调治儿科病症的偏方

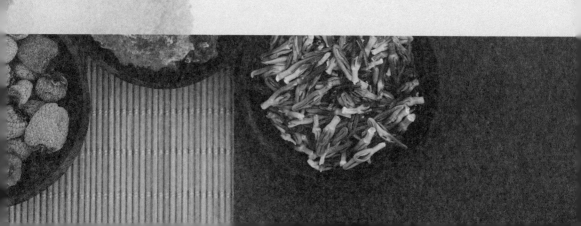

一、

【新生儿疾病】

自脐带结扎至生后满 28 日，称为新生儿期。新生儿出生后从子宫内生活转变为外界生活，环境发生了巨大变化，自身各系统的功能发育尚不成熟，适应性差，抗感染的能力也弱，易患各种疾病，是生命的最脆弱时期，极易患病，而且起病多急骤，变化迅速，病死率极高，因此要高度重视新生儿的保健。中医药在新生儿疾病的预防和治疗上简便易行，毒副作用较小，十分值得使用和推广。

独头蒜艾灸

可治疗新生儿破伤风症状

【组成】

独头蒜、艾绒各适量。

【做法】

将独头蒜切片。

【用法】

独头蒜片敷于肚脐上，将艾绒放在蒜片上灸。

【出处】

《本草纲目》卷二十六葫条引黎居士《简易方》。

【专家提示】

新生儿破伤风常发生在出生后 1 周左右，由于脐带处理不洁，感染风毒所致。

母乳葱白汤

可改善新生儿小便不通症状

【组成】

母乳 40 毫升，10 厘米长葱白一段。

【做法】

将乳汁和葱白一同煎煮至汤滚。

【用法】

将汤汁分 4 次喂服。

【出处】

《本草纲目》卷五十二乳汁条引〔唐〕王焘《外台秘要》。

【专家提示】

新生儿一般生后 36 小时内应有排尿，若 48 小时后仍无小便排出，检查有先天性泌尿道畸形者，需要及时得到有效治疗。

益母草汤 | 可预防新生儿疮疥

【组成】

益母草200克。

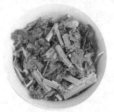

【做法】

益母草用水煎煮，取药汁。

【用法】

用放凉至合适温度的药汁给小儿洗澡。

【出处】

《本草纲目》卷十五益母草条引〔宋〕周应《简要济众方》。

【专家提示】

新生儿皮肤细嫩敏感，药汁一定要煮熟放凉至适宜温度后再给小儿洗澡。

杏仁粉 | 可治疗新生儿肚脐溃烂症状

【组成】

杏仁适量。

【做法】

将杏仁去皮，研成粉末。

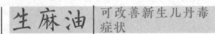

【用法】

将杏仁粉末敷于溃烂的肚脐上。

【出处】

《本草纲目》卷二十九杏条引《子母秘录》。

生麻油 | 可改善新生儿丹毒症状

【组成】

生麻油适量。

【用法】

将生麻油直接涂敷于皮肤红斑处。

【出处】

《本草纲目》卷二十二胡麻条引〔唐〕孙思邈《千金方》。

【专家课堂】

对于各器官系统未发育完全的新生儿来说，精心护理、正确喂养、严密观察是及早发现疾病先兆、及早诊治的关键，在新生儿疾病的用药上，也要严格遵守用药规范。

二、

【小儿肺系疾病】

由于小儿肺脏娇弱，加之目前空气质量总体下降，呼吸系统疾病成为儿科的高发疾病之一，且常呈现反复发作的状态，并易引发多种疾病。在疾病的初期阶段及时采取措施，是治疗和防止呼吸系统疾病复发的关键。

萝卜子葱白酒
可改善小儿风寒感冒症状

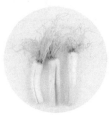

【组成】

萝卜子4克，葱白、白酒各适量。

【做法】

将萝卜子研末，葱白与酒同煮至沸腾。

【用法】

用葱白酒送服萝卜子末，服用后微微汗出效果最佳。

【出处】

《本草纲目》卷二十六莱菔条引〔明〕胡濙《卫生易简方》。

【专家提示】

很多家长在小儿感冒后立即想到打针或静脉输液，实际上它们的安全性不如口服药，在感冒初起对症选用简便安全的口服药，往往能事半功倍。

生姜汁
可改善小儿发热咳嗽症状

【组成】

生姜160克。

【做法】

将生姜煎汤。

【用法】

用生姜汤给小儿洗澡。

【出处】

《本草纲目》卷二十六生姜条引〔唐〕孙思邈《千金方》。

【专家提示】

生姜有发表、散寒、止呕、开痰之效，试验证实，生姜有明显的解热、抗菌、消炎作用，在使用时注意无需削皮，将生姜洗净即可。

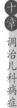

第十章 调治儿科病症的偏方

葱汁香油 | 可改善小儿发热症状

【组成】

葱汁、香油各适量。

【做法】

将葱汁、香油均匀混合。

【用法】

用手指蘸取葱汁香油涂擦小儿的手心、脚心、额头、面部、项背部。

【出处】

《本草纲目》卷二十二胡麻条引〔宋〕杨士瀛《仁斋直指方》。

牛蒡根汁 | 可改善小儿咽喉肿痛症状

【组成】

牛蒡根适量。

【做法】

将牛蒡根捣汁。

【用法】

让小儿将药汁一点点慢慢咽下。

【出处】

《本草纲目》卷十五恶实条引〔明〕朱橚《普济方》。

海螵蛸汤 | 可改善小儿咳嗽痰多迁延不愈症状

【组成】

海螵蛸适量，米汤4克。

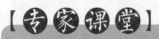

【做法】

将海螵蛸研末。

【用法】

用米汤送服海螵蛸末。

【出处】

《本草纲目》卷四十四乌贼鱼条引《叶氏摘玄方》。

【专家课堂】

现代医学研究认为小儿反复的呼吸系统疾病多数是由病毒感染引起，少数可由细菌感染引起。免疫功能的减退在呼吸道疾病的反复发作中起重要作用，慎重使用抗生素增强免疫力是治疗的关键。中药扶正固本、简便易行，在疾病初起时正确及时地使用，多能收到良好效果。

三、

【小儿脾系疾病】

从生理发育特点来看，小儿消化系统发育尚未成熟，胃液酸度低，各种消化酶分泌少、活性低，对食物的耐受较差。但是由于小儿正处在快速生长发育的时期，需要的营养物质相对较多，使胃肠道的负担较重，因此消化功能经常处于紧张状态。所以，在孩子生长发育的各个阶段，都要注意保护好他的肠胃。

姜汁牛奶 | 可改善小儿打嗝症状

【组成】

牛奶 150 毫升，生姜汁 75 毫升。

【做法】

将生姜汁与牛奶混合，用银制的器具以小火煮沸五六次。

【用法】

按照 1 岁的小儿喝 35 毫升计算，根据小儿的年龄酌情加减。

【出处】

《本草纲目》卷五十牛条引〔宋〕《圣惠方》。

曲术末 | 可改善小儿呕吐不吃奶不进食症状

【组成】

陈年红曲 14 克，炒白术 6 克，炙甘草 4 克，红枣、大米各适量。

【做法】

将红曲、炒白术、炙甘草研

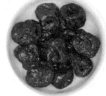

成细末，红枣与大米煮汤。

【用法】

用汤汁送服药末。

【出处】

《本草纲目》卷二十五红曲条引《经济》。

温白丸 | 可改善小儿久泻不食症状

【组成】

炒白术、半夏曲各 10 克，丁香 2 克，生姜汁、红枣、大米各适量。

【做法】

将炒白术、半夏曲、丁香研成细末，与生姜汁混合搓成米粒大小的药丸，红枣与大米煮汤。

【用法】

用红枣米汤汁送服药丸。

【出处】

《本草纲目》卷十二术条引《全幼心鉴》。

第十章 调治儿科病症的偏方

柿末粳米粥 | 可调治小儿秋季腹泻

【组成】

粳米、干柿子各适量。

【做法】

先将粳米煮粥、干柿子研末，再将干柿末混合进粳米粥后再煮沸两三次。

【用法】

小儿和哺乳的母亲一起服用。

【出处】

《本草纲目》卷三十柿条引《食疗》。

逐黄散 | 可治疗小儿黄疸

【组成】

青瓜蒌适量。

【做法】

将青瓜蒌焙干研细末，每次用4克，与170毫升水同煎至120毫升。

【用法】

让小儿夜晚临睡前服下药汁，第二日清晨五点左右可见小儿黄色排泄物。

【出处】

《本草纲目》卷十八瓜蒌条引〔明〕朱橚《普济方》。

消癖贴 | 可改善小儿伤于乳食，两胁作胀的症状

【组成】

白芥子适量。

【做法】

将白芥子研细末，用水将药末调匀，混合成膏状。

【用法】

将药膏平摊贴于小儿胀满处。

【出处】

《本草纲目》卷二十六白芥条引《本草权度》。

金灵散 | 可改善小儿厌食消瘦营养不良症状

【组成】

白僵蚕(直者)、薄荷酒各适量。

【做法】

将白僵蚕炒熟研末。

【用法】

每次用薄荷酒送服2克白僵蚕末。

【出处】

《本草纲目》卷三十九蚕条引郑氏方。

【专家课堂】

中药在调治小儿脾胃疾病方面，多用平和之品，所选之药补而不滞、温而不燥、消导而不攻泻，充分顾及小儿脾胃虚弱不耐受的特点，并且避免了一些西药的副作用。

四、

【小儿肾系疾病】

小儿肾系疾病包括了泌尿系统和生殖系统疾病,常见小儿小便排不出、遗尿、水肿、阴肿、疝气等,以下列出的偏方都较安全、简便易行,不妨一试。

隔盐灸 | 可治疗小儿小便不出症状

【组成】

盐适量,艾炷1个。

【用法】

将盐填在小儿肚脐处,将点燃的艾炷放在盐上,每日灸5分钟即可,7日为1个疗程。

【出处】

《本草纲目》卷十一食盐条引《药性论》。

【专家提示】

小儿小便排不出多属于肾气不足,这类儿童多表现为面色苍白,喜暖怕冷,四肢偏凉,给小儿用灸法时,家长用食指和中指置于施灸部位两侧,以感知施灸部位的温度,做到既不致烫伤皮肤,又能收到好的效果。

缩泉散 | 可改善小儿遗尿症状

【组成】

补骨脂适量。

【做法】

将补骨脂炒熟研末。

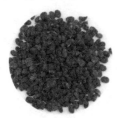

【用法】

每次用温水送服药末2克。

【出处】

《本草纲目》卷十四补骨脂条引《婴童百问》。

葱椒汤 | 可改善小儿外阴肿胀症状

【组成】

葱白、花椒各适量,生地黄末、鸡蛋清、牡蛎各少许。

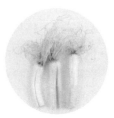

【做法】

葱白、花椒煎汤。

【用法】

葱白花椒汤局部洗浴,生地黄末用唾液调匀,敷在肿胀处。若睾丸有红肿热痛的,生地黄末用鸡蛋清调匀外敷,也可以加入牡蛎粉末少许一起外敷。

【出处】

《本草纲目》卷十六地黄条引〔元〕危亦林《得效方》。

蔷薇根酒 | 可治疗小儿尿床

【组成】

蔷薇根 20 克。

【做法】

将蔷薇根用酒煎煮。

【用法】

夜间饮用。

【出处】

《本草纲目》卷十八营实、墙蘼条引〔唐〕王焘《外台秘要》。

羊肚煮水 | 可治疗小儿尿床

【组成】

羊肚 1 个。

【做法】

羊肚盛满水，两头用线扎口，煮熟。

【用法】

打开羊肚，将其中的水一次喝完。

【出处】

《本草纲目》卷五十羊条引〔唐〕孙思邈《千金方》。

消肿汤 | 可改善小儿遍身水肿症状

【组成】

丝瓜、灯芯草、葱白等量。

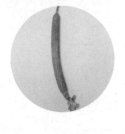

【做法】

将 3 味药一齐浓煎取汁。

【用法】

服药汁，并用药汁洗澡。

【出处】

《本草纲目》卷二十八丝瓜条引〔明〕朱橚《普济方》。

平疝汤 | 可治疗小儿疝气

【组成】

梨叶适量。

【做法】

将梨叶浓煎取汁约 450 毫升。

【用法】

将药汁分 3~4 次服下。

【出处】

《本草纲目》卷三十梨条引〔宋〕苏颂《图经本草》。

五、

【小儿其他杂症】

‖‖

止汗丸 | 可改善小儿自汗、盗汗、潮热往来症状

【组成】

胡黄连、柴胡等量。

【做法】

将2味药研末，与蜜调制成黄豆大小。

【用法】

每次取1~2丸用水化开，加入少许酒，放在碗中隔水煮至沸腾3分钟取出，温服。

【出处】

《本草纲目》卷十三胡黄连条引《保幼大全》。

地榆汤 | 可治疗小儿奶癣

【组成】

地榆适量。

【做法】

将地榆浓煎取药汁。

【用法】

用药汁洗澡，每日2次。

【出处】

《本草纲目》卷十二地榆条引〔唐〕孙思邈《千金方》。

矾砂散 | 可治疗小儿鹅口疮

【组成】

枯矾4克、朱砂0.8克。

【做法】

将2味药研末。

【用法】

每次取少许涂擦于口腔斑膜处，每日3次。

【出处】

《本草纲目》卷十一矾石条引〔明〕朱橚《普济方》。

重舌方 | 可改善小儿舌肿甚至溃烂的症状

【组成】

黄柏、苦竹沥各适量。

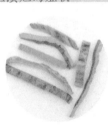

【做法】

黄柏蘸取竹沥汁。

【用法】

将蘸取竹沥的黄柏点涂于舌肿胀处。

【出处】

《本草纲目》卷三十五檗木条引〔唐〕孙思邈《千金方》。

使君子散 | 可改善小儿蛔虫腹痛症状

【组成】

使君子仁适量。

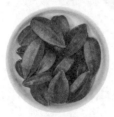

【做法】

将使君子仁研末。

【用法】

每日清晨3~5点时,用米汤送服药末。

【出处】

《本草纲目》卷十八使君子条引《全幼心鉴》。

白僵蚕汤 | 可改善小儿皮肤燥如鳞甲症状

【组成】

白僵蚕适量。

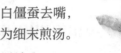

【做法】

将白僵蚕去嘴,研为细末煎汤。

【用法】

用汤液洗澡。

【出处】

《本草纲目》卷三十九蚕条引《保幼大全》。

助步汤 | 可帮助改善小儿迟走路

【组成】

五加皮15克,牛膝、木瓜各7克。

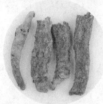

【做法】

将五加皮、牛膝、木瓜共研为末。

【用法】

每次用米汤加几滴酒调服药末2~3克。

【出处】

《本草纲目》卷三十六五加条引《全幼心鉴》。

【专家提示】

一般小儿11个月左右能扶住栏杆独自站立,13~15个月能独立行走,1岁半时能拉着玩具车走,2岁左右步态逐渐平稳。但小儿之间的发育情况略有差异也是正常的,但如果与正常的差距很大时,就要考虑是否由疾病因素引起。

催语散 | 可帮助改善小儿迟说话

【组成】

赤小豆、酒各适量。

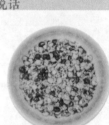

【做法】

将赤小豆研末。

【用法】

将药末与酒均匀调和,敷于舌下。

【出处】

《本草纲目》卷二十四赤小豆条引〔唐〕孙思邈《千金方》。

【专家提示】

每个孩子开口说话的时间并不完全一样,正常情况下,一般有4~6个月的差异,如果超过这个时限,就要警惕是否语言能力发育迟缓,需做进一步检查。

封囟散 | 可治疗小儿囟门不闭

【组成】

防风、白及、柏子仁各适量。

【做法】

将3味药共研为末，用人乳汁调匀。

【用法】

每日涂于囟门处，1日1换。

【出处】

《本草纲目》卷十三防风条引《养生主论》。

填囟散 | 可治疗小儿囟门下陷

【组成】

半夏适量。

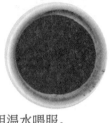

【做法】

将半夏研末。

【用法】

将药末涂于足心。

【出处】

《本草纲目》卷十七半夏条。

青黛散 | 可改善小儿夜间烦躁哭闹、受惊发搐症状

【组成】

将青黛适量。

【做法】

将青黛研细末。

【用法】

取药末1~2克，用温水喂服。

【出处】

《本草纲目》青黛条引《生生编》。

定惊汤 | 可改善小儿惊厥发热症状

【组成】

红景天适量。

【做法】

将红景天煎汤。

【用法】

用药汁给小儿沐浴。

【出处】

《本草纲目》卷二十景天条引〔明〕朱橚《普济方》。

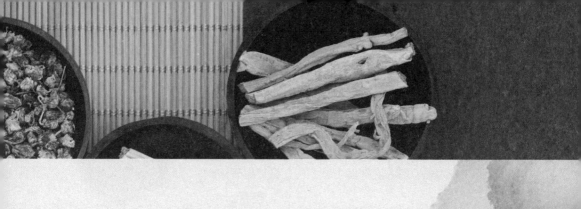

第十一章

调治眼科病症的偏方

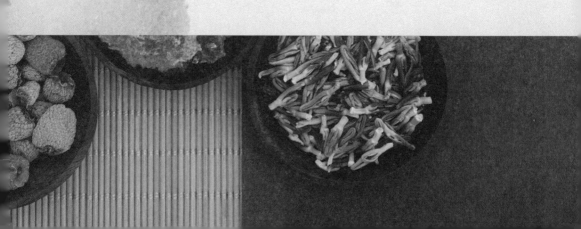

【急性结膜炎】

急性结膜炎俗称"红眼病"，为眼科常见病，多发于春秋两季，为季节性传染病。主要表现为白眼珠突然红赤、眼睑红肿且呈一片红赤，甚则痛痒交作、流泪等。总体上分为细菌性结膜炎和病毒性结膜炎，中医统称为"天行赤眼"。平时喜欢吃煎炸香燥、肝火偏旺的人比较容易患此病，而且在春秋季节多发。

急性结膜炎是由某些病毒或细菌感染引起的。病人眼睛的分泌物有很强的传染性，可通过毛巾、脸盆、游泳池水、玩具传播而使健康人患病，传染性强，男女老幼皆可感染。所以当您不小心得了"红眼病"，除了做好隔离工作避免传染外，应及时进行治疗。治疗本病的偏方还不少。

菖蒲汁滴眼

可有效缓解急性结膜炎等病引起的红眼症状

【组成】
菖蒲 500 克。

【做法】
将新鲜菖蒲榨汁，用小火熬成膏状。

【用法】
将其滴入眼中。

【出处】
《本草纲目》卷十九菖蒲条引〔宋〕《圣济总录》。

【专家提示】
此方可以治疗各种原因引起的红眼症状，此外对角膜炎的目生翳膜也有很好的效果。

地黄黑豆敷眼

可有效缓解急性结膜炎的目红症状

【组成】
水洗生地黄、黑豆各80克。

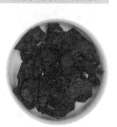

【做法】
将上述药物捣为膏状（捣时加适量水）。

【用法】
临睡前用淡盐水洗眼睛，闭上眼睛后用捣好的药膏敷在眼睛上后入睡。醒来时，用水湿润药膏后将其取下。

【出处】
《本草纲目》卷十六地黄条引〔宋〕《圣济总录》。

黄连冬青汤洗眼

可缓解急性结膜炎的眼痛症状

【组成】
黄连、冬青叶各 50 克。

【做法】
将上述药物煎
成汤剂。

【用法】
待药液温度适
中时洗眼，1 日 3 次，连续 3 日。

【出处】
《本草纲目》卷十三黄连条引〔唐〕
崔元亮《海上集验方》。

【专家提示】
由于本病具有很强的传染性，可造成
广泛流行，故应注意个人卫生，特别
是眼的卫生。急性发作时不要用手揉
搓眼部以免加重症状。

秦皮连竹汤

可有效缓解急性结膜炎的眼睛肿痛
症状

【组成】
秦皮、黄连各
40 克，苦竹叶
100 克。

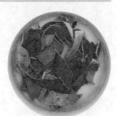

【做法】
将上述药物放在一起，加水 500 毫
升煮取 160 毫升。

【用法】
饭后温服。

【出处】
《本草纲目》卷三十五秦皮条引〔唐〕
王焘《外台秘要》。

决明子贴穴

可有效缓解急性结膜炎疼痛及红眼
症状

【组成】
决明子 500 克，
清茶 2000 毫升。

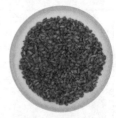

【做法】
将决明子 500
克炒后研成细末。

【用法】
用清茶将决明子末调和成药饼，敷于
两太阳穴处。如果药饼干了就用新的
药饼替换下来。1 个晚上就可以痊愈。

【出处】
《本草纲目》卷十六决明条引《医方
摘玄》。

盐水滴眼

可有效缓解急性结膜炎等病的流泪
症状

【组成】
食盐 50 克。

【做法】
将食盐用纯净的水化开。

【用法】
用干净的棉签蘸取食盐水，滴入眼
中，闭眼转一下眼珠，然后用冷水清
洗眼睛几次。

【出处】
《本草纲目》卷十一食盐条引〔东晋〕
范东阳《范汪方》。

【专家提示】
此方可以治疗各种流泪症状的眼病，
如泪道阻塞、急慢性泪囊炎、睑缘位
置异常之流泪。

蒸黑豆敷眼

可有效缓解急性结膜炎眼睑水肿症状

【组成】

黑豆 1000 克。

【做法】

将黑豆 1000 克，分作 10 袋，在沸水中蒸过。

【用法】

轮流交替敷在患处，3 次便可痊愈。

【出处】

《本草纲目》卷二十四大豆条引〔明〕朱橚《普济方》。

车前草汁

可有效缓解急性结膜炎疼痛症状

【组成】

鲜车前草 1000 克，朴硝末 50 克。

【做法】

将新鲜车前草榨汁，与朴硝末调和。

【用法】

临睡前涂在眼睑上，第二日早上洗去。

【出处】

《本草纲目》卷十六车前条引〔宋〕《圣济总录》。

胡连敷足心

可有效缓解小儿急性结膜炎症状

【组成】

胡黄连 50 克，清茶若干。

【做法】

将胡黄连研磨成细末，与清茶汤调和。

【用法】

将药涂于患儿的手足心。

【出处】

《本草纲目》卷十二胡黄连条引〔元明间〕赵宜真《济急仙方》。

【专家课堂】

急性结膜炎是具有较强传染性的眼部疾病，《银海精微》说该病是"天地流行毒气，能传于人，一人害眼传于一家，不论大小皆传一遍"。所以本病发生后必须采取积极预防措施，尤其是对浴室和游泳池等要加强管理，对病人用过的器具要严格进行消毒，以便控制流行。如果周围有人不慎染病，也不必过度紧张，"五日而愈，此一候之气，其病安也"。所以，保持心情舒畅，积极面对是十分重要的。

第十一章 调治眼科病症的偏方

二、

【角膜炎、睑腺炎】

　　角膜炎是一种较常见的眼科疾病，很容易引起失明。分为溃疡性角膜炎和非溃疡性角膜炎两大类。溃疡性角膜炎又叫角膜溃疡，非溃疡性角膜炎也叫深层角膜炎。主要表现为疼痛、怕光、流泪和眼睑痉挛等，甚则眼睑部水肿，更甚者视力下降。中医称角膜为"黑睛"，属于眼部外围部分，极易感受外来邪气，尤其是风热之气；黑睛本身无血管分布，且清澈透明，一旦发病，往往形成翳障，影响视力。

　　睑腺炎又称"麦粒肿"，民间称之为"针眼"，是眼科常见病，青少年多发。主要表现为内眼睑或外眼睑生出小硬节，红肿疼痛等。可常年发病，上下眼睑均可见，但以上睑多见。中医认为该病的病因是风热之邪蕴结，或平日饮食不节，热毒内蕴，甚或是体质虚弱、脾胃虚弱导致的免疫力下降所致。

　　角膜炎和睑腺炎都是由某些病毒或细菌感染眼部引起的，对生活影响极大，平日里应注意眼部卫生。如果周围有朋友得了这两种病，应及时就医，也可以用下面的偏方来配合调治。

谷精防风散

可有效缓解角膜炎视物模糊症状

【组成】
谷精草、防风各 30 克。

【做法】
将 2 种药研成粉末。

【用法】
用米汤调服药末。

【出处】
《本草纲目》卷十六谷精草条引明目方。

景天汁滴眼

可有效缓解角膜炎视物模糊和涩痛难睁症状

【组成】
鲜景天 500 克。

【做法】
捣成药汁。

【用法】
用药汁滴眼，每次 2~3 滴，每日 3~5 次。

【出处】
《本草纲目》卷二十景天条引〔宋〕《圣惠方》。

秦皮洗目汤

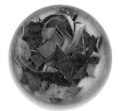

【组成】

秦皮40克，滑石、黄连各30克，水300毫升。

【做法】

将上述诸药煮成140毫升，用纱布过滤取药液。

【用法】

每日坚持用药液温洗眼部。

【出处】

《本草纲目》卷三十五秦皮条引〔唐〕王焘《外台秘要》。

【专家提示】

单味秦皮煎水洗目，治疗角膜炎和结膜炎的效果也很好。

生菖蒲根

【组成】

生菖蒲根适量。

【做法】

将生菖蒲根同食盐一起，研成细末。

【用法】

将研成的粉末敷于眼睑的患处。

【出处】

《本草纲目》卷十九菖蒲条〔明〕朱权《寿域神方》。

密蒙黄柏丸

【组成】

密蒙花、黄柏各40克。

【做法】

将上述诸药研末，用水搓制成药丸，每粒如梧桐子大小。

【用法】

每日睡前用开水服10丸到15丸。

【出处】

《本草纲目》卷三十六密蒙花条引〔宋〕《圣济总录》。

秦皮大黄汤

【组成】

秦皮30克，大黄末4克，砂糖5克。

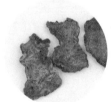

【做法】

将秦皮锉成粉末，同砂糖一起水煎，用大黄末加以调和。

【用法】

口服，如果能达到粪便变稀、轻微泻下的话，效果是最好的。

【出处】

《本草纲目》卷三十五秦皮条引〔宋〕杨士瀛《仁斋直指方》。

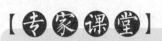

枸杞汁滴眼

可有效缓解角膜炎视物模糊、涩痛及目赤症状

【组成】

鲜枸杞子500克。

【做法】

将鲜枸杞子捣成药汁。

【用法】

用药汁滴眼，每日3~5次。

【出处】

《本草纲目》卷三十六枸杞、地骨皮条引〔晋〕葛洪《肘后方》。

【专家课堂】

角膜炎可能影响到视力，除中医偏方治疗外，还应及时就医，在医生的指导下选用眼药水。角膜炎眼药水推荐：利巴韦林滴眼液（适用于单纯疱疹病毒性角膜炎），复方硫酸新霉素滴眼液（用于急、慢性角膜炎），阿昔洛韦滴眼液（用于单纯疱疹性角膜炎），依诺沙星滴眼液（敏感菌引起的结膜炎、角膜炎等眼部感染）。

睑腺炎预后较好，早期积极治疗，可于数日内消散，少数患者可自愈。体质虚弱者，应加强营养，调理脾胃，培补后天之本，增强正气，防止复发。

三、

【青光眼、白内障】

　　青光眼是指眼内压力或间断或持续升高的一种眼病。眼内压力升高可因其病因的不同而有各种不同的症状表现。持续的高眼压会给眼球各部分组织和视功能带来损害，造成视力下降和视野缩小。如不及时治疗，视野可全部丧失甚至失明，所以青光眼是致盲的主要病种之一。总体上本病分为先天性青光眼、原发性青光眼、继发性青光眼。中医将其归属为"五风内障"，古人以风命名，说明病势急剧、疼痛剧烈、变化迅速、危害严重。

　　白内障为老年人常见疾病，也是眼科致盲的主要疾病之一。本病属中医"睛珠浑浊"的范畴，多发于 50 岁以上的老年人，常呈双侧性，但两眼的发生和发展并不一致，先后快慢可相差数月或者是数年之久，眼无赤痛，晶珠逐渐浑浊，视力缓降，最终不辨人物。

　　青光眼和白内障若治不及时或者治不得法，终致失明。除整体调理外，局部治疗也不可以忽视，严重者当中西医结合救治。下面是老祖宗留下的偏方，对青光眼和白内障早期的治疗能起到一定的作用。

车地冬丸

可改善青光眼、白内障久治不愈症状

【组成】

车前子、干地黄、麦冬各 40 克。

【做法】

将上述药物研末，制蜜丸如梧桐子大小。

【用法】

每次 2 粒，每日 3 次，长期口服。

【出处】

《本草纲目》卷十六车前条引〔宋〕《圣惠方》。

冰片末点眼

用于青光眼、白内障的预防和保健

【组成】

冰片末 40 克。

【做法】

将上述药物研成粉末。

【用法】

每日点眼睛 3~5 次。

【出处】

《本草纲目》卷三十四龙脑香条引〔宋〕《圣济总录》。

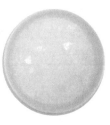

第十一章　调治眼科病症的偏方

椒目苍术丸

可改善青光眼、白内障眼生异物的症状

【组成】

椒目（花椒种子）、苍术各40克。

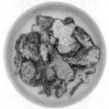

【做法】

将上述药物研末，用醋调制成糊丸，如梧桐子大小。

【用法】

每次服20丸，用醋汤调服。

【出处】

《本草纲目》卷三十二蜀椒条引〔南宋〕许叔微《本事方》。

菟丝子丸

可改善青光眼、白内障等病的视物昏花不清症状

【组成】

菟丝子120克，鸡蛋2个，黄酒若干。

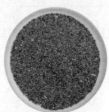

【做法】

将菟丝子在酒中浸泡3日，然后晒干，研为粉末。用鸡蛋白调和药末，制成梧桐子大小的药丸。

【用法】

空腹用温酒服下，每次服20丸。

【出处】

《本草纲目》卷十八菟丝子条引〔宋〕《圣惠方》。

乌公鸡肝

可改善青光眼、白内障等病的视物昏花不清症状

【组成】

乌公鸡肝1个，豆豉、小米若干。

【做法】

将鸡肝切碎，和豆豉、小米一起煮成粥。

【用法】

食疗即可，每日1次，直到症状改善。

【出处】

《本草纲目》卷四十八鸡条引〔宋〕陈直《奉亲养老书》。

【专家提示】

常食这个鸡肝粥，对于年老引致的眼睛昏花效果很好。

枯草香附丸

可改善青光眼、白内障的症状

【组成】

夏枯草20克，香附子40克。

【做法】

将上述药物研成粉末。

【用法】

每次服4克，用腊茶汤调下。

【出处】

《本草纲目》卷十五夏枯草条引〔宋〕周应《简要济众方》。

本草纲目 奇效偏方大全

芩豉散
可改善青光眼、白内障眼生异物的症状

【组成】

黄芩40克，淡豆豉120克。

【做法】

将上述药物研成粉末。

【用法】

用温开水送服，每日服用2次。忌食酒面。

【出处】

《本草纲目》卷十三黄芩条引〔南宋〕朱端章《卫生家宝方》。

枳壳麸炒
可用于青光眼、白内障的预防和保健

【组成】

枳壳（麸炒）4克。

【做法】

将麸炒后的枳壳研成粉末。

【用法】

用开水冲服，可长期代茶饮用。

【出处】

《本草纲目》卷三十六枳条引〔明〕朱橚《普济方》。

【专家课堂】

　　预防青光眼的主要对象是具有危险因素的人群。具有青光眼危险因素的人，在不良精神因素等诱因刺激下会随时激发青光眼形成，所以平时必须排除一切可以诱发眼压增高的有害因素，以预防青光眼发生。①保持心情舒畅，避免情绪过度波动，青光眼最主要的诱发因素就是长期不良精神刺激，脾气暴躁、抑郁、忧虑、惊恐。②生活、饮食起居规律，劳逸结合，适量体育锻炼，不要参加剧烈运动，保持睡眠质量，饮食清淡营养丰富，禁烟酒、浓茶、咖啡，适当控制进水量，每日不能超过1000~1200毫升，一次性饮水不得超过400毫升。③注意用眼卫生，保护用眼，不要在强光下阅读，暗室停留时间不能过长，光线必须充足柔和，不要过度用眼。④青光眼家族及危险因素者，必须定期复查，一旦有发病征象者，必须积极配合治疗，防止视功能突然丧失。

第十一章 调治眼科病症的偏方

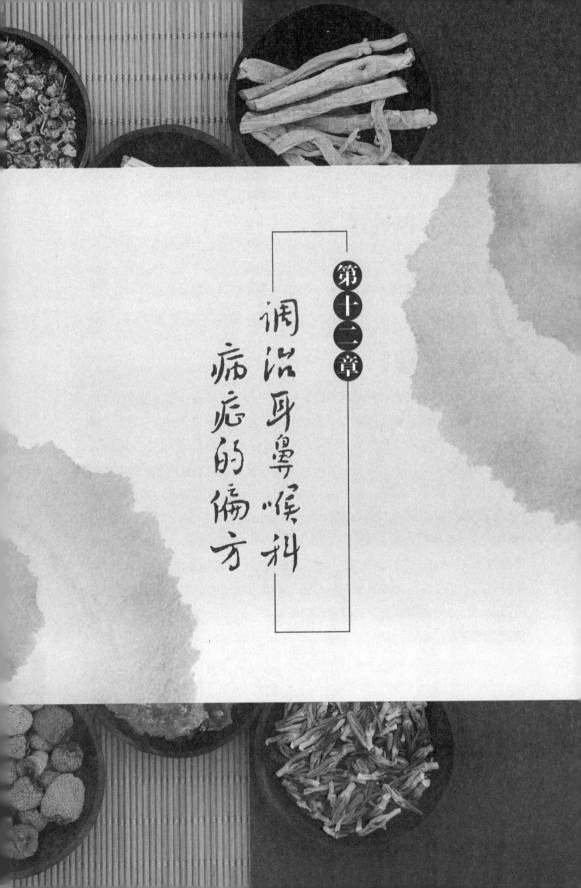

第十二章

调治耳鼻喉科病症的偏方

【耳痛耳痒】

耳痛是耳部疾病常见症状之一，常因耳部疾病引起（原发性或耳源性耳痛），也可因耳部邻近器官或其他器官疾病所致（继发性或反射性耳痛）。中医认为耳中干痛而痒，多属肝胆二经风热，痒与风有关，而痛多因为热，所以治法上宜疏风清热。耳痒是外耳道皮肤感觉神经受到轻微刺激而发生的感觉，是外耳道皮肤病的主要症状，最多见于外耳湿疹。湿疹是由于受到化学物质、点耳药物或耳疖肿及中耳炎脓液的刺激引起，也和身体过敏反应有关。耳痛耳痒都属于中医治疗的范畴，使用中医偏方，能够取得不错的疗效。

耳枕热盐 | 可缓解突然耳痛的症状

【组成】

盐 1000 克。

【做法】

将上述药物放在袋中蒸热。

【用法】

将蒸好的热盐枕在耳边，冷了之后再换新的。

【出处】

《本草纲目》卷十一食盐条引〔晋〕葛洪《肘后方》。

胡桃油 | 可缓解耳朵外伤后成疮渗液的症状

【组成】

胡桃(核桃)1个。

【做法】

用胡桃捣取胡桃油。

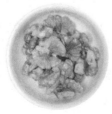

【用法】

取捣好的胡桃油少许（3~4滴）滴入耳内，每日3次。

【出处】

《本草纲目》卷三十胡桃条引〔明〕朱橚《普济方》。

郁金涂耳 | 可缓解耳内作痛的症状

【组成】

郁金末 4 克。

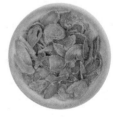

【做法】

将上述药粉用水调和。

【用法】

将调好的郁金膏适量涂敷在外耳道内，3~5分钟后清除药膏。

【出处】

《本草纲目》卷十四郁金条引〔宋〕《圣济总录》。

五倍子末 | 可有缓解耳朵生疮肿痛的症状

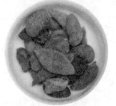

【组成】

五倍子4克。

【做法】

将上述药物研磨后用水调和。

【用法】

将调和好的药膏搽入耳内。如果耳内有渗液，可直接用干药粉搽，不需要和水。

【出处】

《本草纲目》卷三十九五倍子条引《海上名方》。

蒲黄末 | 可缓解外耳道出血疼痛的症状

【组成】

蒲黄10克。

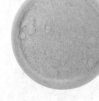

【做法】

将上述药物炒黑后研末。

【用法】

将研末好的药物搽入耳内。

【出处】

《本草纲目》卷十九香蒲、蒲黄条引〔明〕杨起《简便单方》。

龙骨末 | 可缓解外耳道出血疼痛的症状

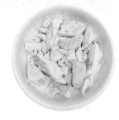

【组成】

龙骨10克。

【做法】

将上述药物研末。

【用法】

将研好的药末缓缓吹入耳内。

【出处】

《本草纲目》卷四十三龙条引〔宋〕陈言《三因方》。

蛇床子合黄连
可缓解耳内湿疮的症状

【组成】

蛇床子、黄连各4克，轻粉0.4克。

【做法】

将上述药物研末。

【用法】

将研好的药末适量放在干净的纸上，将纸卷成管状，将药缓缓均匀吹入耳中，每次的量不宜太多。

【出处】

《本草纲目》卷十四蛇床条引《全幼心鉴》。

【专家课堂】

　　耳痛耳痒一定要注意饮食，不要吃辛辣的食物，最好以清淡、细软的食物为主，忌饮浓茶，忌食或少食动物油、肥肉以及煎炸食品。要保证膳食均衡，如使用黑米50克、芝麻30克、核桃仁30克、胡萝卜50克、桂圆肉15克、瘦肉50克、蛋黄10克，共煎成粥，或加盐，或加糖调味而食之；又如菠菜50克、豆腐100克、海带30克、生菜50克、胡萝卜50克、排骨150克，做成汤菜以佐餐等，以强壮机体，预防疾病的发生。

【耳鸣耳聋】

耳鸣是指病人自觉耳内鸣响，如闻蝉声或如潮声。耳聋是指不同程度的听觉减退，甚至消失。耳鸣可伴有耳聋，耳聋亦可由耳鸣发展而来。二者临床表现和伴发症状虽有不同，但在病因病机上却有许多相似之处，均与肾有密切的关系。耳鸣耳聋可作为临床常见症状，常见于各科的多种疾病过程中，也可单独成为一种耳疾病。西医的耳科病变（如中耳炎、鼓膜穿孔）、急性热性传染病（如猩红热、流行性感冒）、颅内病变（如脑肿瘤、听神经瘤）、药物中毒以及高血压、梅尼埃病、贫血、神经衰弱等疾病，均可出现耳鸣耳聋。

中医认为"肾主藏精，开窍于耳""耳坚者肾坚，耳薄不坚者肾脆"，所以，中医治疗耳鸣多从治肾入手。

生地黄塞耳 | 可有效改善耳鸣症状

【组成】
生地黄 4 克。

【做法】
将生地黄截成
小段。

【用法】
将生地黄切成小段，塞入耳中。每日4~6次。

【出处】
《本草纲目》卷十六地黄条引〔晋〕葛洪《肘后方》。

【专家提示】
如果将生地黄煨熟后再切段塞耳，则效果更好。

骨碎补塞耳 |
可有效改善耳鸣耳聋症状

【组成】
骨碎补 10 克。

【做法】
将骨碎补削成条，放在锅中干炒。

【用法】
将骨碎补条趁温热塞入耳中，以不烫伤耳内黏膜为度。

【出处】
《本草纲目》卷二十骨碎补条引《苏氏图经》。

【专家提示】
耳鸣耳聋的患者需调畅情志，保持心情舒畅，才容易痊愈。

聪耳丸 | 可治疗各种原因导致的耳鸣耳聋

【组成】

细辛 4 克。

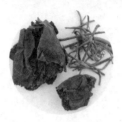

【做法】

将细辛研末，融于黄蜡中制成丸。

【用法】

用棉布包裹，每日 1~2 个药丸塞入耳朵之中。

【出处】

《本草纲目》卷十三细辛条引《龚氏经验方》。

童子尿滴耳 | 可有效改善长期耳鸣症状

【组成】

童子小便适量。

【做法】

取小儿新解的小便，趁热用。

【用法】

将尚有一定热度的童子尿，缓缓滴入耳中。

【出处】

《本草纲目》卷五十二人尿条引〔宋〕《圣济总录》。

猪腰药粥 | 可有效改善老年人耳鸣耳聋症状

【组成】

猪腰 1 对（去膜，切片），粳米 135 克，葱白 2 根，薤白 7 根，人参 0.8 克，防风 0.4 克。

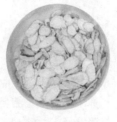

【做法】

将药材研末，同猪腰一起煮成药粥。

【用法】

吃药粥。

【出处】

《本草纲目》卷五十豕条引《奉亲养老方》。

芥子末 | 可有效改善突发耳鸣症状

【组成】

芥子末 10 克，人乳汁（亦可牛奶代）适量。

【做法】

将芥子末用人乳汁调和后，用布包裹。

【用法】

将布包的芥末膏塞入耳中。

【出处】

《本草纲目》卷二十六芥条引〔唐〕王焘《外台秘要》。

生菖蒲汁

可有效改善病愈后遗留的耳鸣症状

【组成】

生菖蒲 40 克。

【做法】

将生菖蒲榨汁。

【用法】

将药汁滴入耳中。

【出处】

《本草纲目》卷十九菖蒲条引〔宋〕《圣惠方》。

乌头合菖蒲

可有效改善耳鸣昼夜不止的症状

【组成】

乌头、菖蒲各40克。

【做法】

将乌头烧成灰，与菖蒲一同研末。

【用法】

将药末用布包裹塞入耳中。1日2次。

【出处】

《本草纲目》卷十七附子条引〔唐〕
杨归厚《杨氏产乳集验方》。

【专家课堂】

　　除使用偏方外，也可以使用针灸治疗耳鸣，同样有不错的疗效。针灸治疗耳鸣的思路是先按中医的诊疗方法诊断出病因，找出疾病的关键，辨别疾病的性质，确定病变属于哪一经脉、哪一脏腑，辨明它是属于表里、寒热、虚实中何种类型，做出诊断。然后进行相应的配穴处方，进行治疗。以通经脉、调气血，使阴阳归于相对平衡、脏腑功能趋于调和，从而达到防治疾病的目的。

三、

【中耳炎】

　　中耳炎就是中耳发炎，也叫化脓性中耳炎，是一种常见病，多由细菌感染引起，以耳膜穿孔、耳内流脓、听力下降为主要特征，中医称此病为"耳脓""耳疳"。认为是因风热湿邪侵袭或肝胆湿热（火）邪气盛行引起。中耳炎常发生于8岁以下儿童，其他年龄段的人群也有发生，它经常是普通感冒或咽喉感染等上呼吸道感染所引发的疼痛并发症。通常中耳炎又分为急性与慢性中耳炎，急性中耳炎如果及时就医的话，可以痊愈并不再复发，但慢性中耳炎无法根治。慢性中耳炎一般由急性中耳炎转变而来，需要及时的治疗。

　　临床上，中医治疗中耳炎能够取得很好的疗效。下面整理出一些偏方，方便您选用。

伏龙肝末 | 可有效缓解中耳炎流脓症状

【组成】

伏龙肝末4克。

【做法】

取伏龙肝适量，研成粉末。

【用法】

将药末吹入耳中或用纱布包裹塞入耳中。每日3次。

【出处】

《本草纲目》卷七伏龙肝条引〔宋〕《圣济总录》。

【专家提示】

伏龙肝又称灶心土，为久经柴草熏烧的土灶底中心的焦土块，中药房或中药店一般都有卖。

香附末 | 可有效缓解中耳炎流脓症状

【组成】

香附4克。

【做法】

将香附研成粉末。

【用法】

将药末吹入耳中或用纱布包裹塞入耳中。或用棉签蘸药末送入耳中，每日3次。

【出处】

《本草纲目》卷十四莎草、香附子条引《经验良方》。

青皮末 | 可有效缓解中耳炎流脓症状

【组成】

青皮末4克。

【做法】

将青皮研成
粉末。

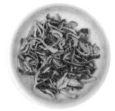

【用法】

将药末吹入耳中或用纱布包裹塞入耳中。每日3次。

【出处】

《本草纲目》卷三十橘条。

韭菜汁 | 可有效缓解中耳炎流脓症状

【组成】

新鲜韭菜40克。

【做法】

将韭菜榨汁。

【用法】

将药汁滴入耳中，每日3次。

【出处】

《本草纲目》卷二十六韭条引〔宋〕《圣惠方》。

槟榔末 | 可有效缓解中耳炎流脓症状

【组成】

槟榔4克。

【做法】

将槟榔研成
粉末。

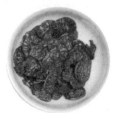

【用法】

将药末吹入耳中。

【出处】

《本草纲目》卷三十一槟榔条引鲍氏方。

地龙末 | 可有效缓解中耳炎流脓症状

【组成】

地龙（蚯蚓）
4克。

【做法】

将地龙焙干研
成粉末。

【用法】

将药末徐徐吹入耳中。

【出处】

《本草纲目》卷四十二蚯蚓条引〔宋〕《圣惠方》。

五倍子末 | 可有效缓解中耳炎流脓症状

【组成】

五倍子4克。

【做法】

将五倍子研末。

【用法】

将药末吹入耳中。

【出处】

《本草纲目》卷三十九五倍子条引〔明〕朱橚《普济方》。

第十二章 调治耳鼻喉科病症的偏方

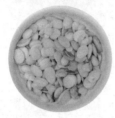

炒桃仁末

可有效缓解小儿中耳炎症状

【组成】

桃仁4克。

【做法】

将桃仁炒熟焙干研末。

【用法】

将药末吹入耳中。

【出处】

《本草纲目》卷二十九桃条引〔唐〕孙思邈《千金方》。

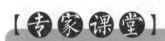

【专家课堂】

　　中耳炎大多由感冒或其他上呼吸道感染引起，让孩子远离染病儿童将有助于减少耳朵感染的危险。若孩子患有过敏性鼻炎，则控制好病情也有利于预防耳部感染。怀疑孩子的耳朵被感染时应尽快看医生，这非常重要。为此，您需要了解预示耳朵感染的症状。耳朵感染时，年龄较大的孩子会抱怨耳朵疼痛或有充胀感。但年龄较小的孩子还不能描述耳痛，因此您需要注意预示耳朵即将感染的其他征兆，如孩子拉扯或抓挠耳朵，听力或平衡出现问题，比平时更爱哭闹，耳内有液体流出等。

【外耳道疖】

外耳道疖肿是外耳道皮肤急性局限性化脓性病变，又称局限性外耳道炎。发生于外耳道软骨部，是耳科常见病之一。以外耳道局部局限性的红肿和耳痛为主要特征。常为单个发生，也可能是多个一起发生。与中医的"耳疖"相似，多发于青少年儿童，发于夏秋季节。如果游泳、挖耳朵或是污水进入耳朵，使得湿热邪毒趁机侵袭，并引动肝胆火热循经上犯，熏灼耳道肌肤引发疖肿。

外耳道疖肿是常见的耳鼻喉科疾病，偏方的治疗效果好，各位读者不妨一试。

| 薄荷汁 | 可有效预防污水入耳后外耳道疖肿 |

【组成】

鲜薄荷500克。

【做法】

将上述药物榨汁。

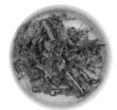

【用法】

将薄荷汁3~4滴，滴入耳朵中，每日3次。

【出处】

《本草纲目》卷十四薄荷条引《经验方》。

| 郁金末 | 可缓解外耳道疖肿引起的疼痛 |

【组成】

郁金末4克。

【做法】

将上述药物研成粉末，用水调和成可流动的郁金水溶液。

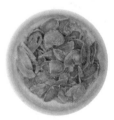

【用法】

将调和好的药液倒入耳内，并迅速地抖出。

【出处】

《本草纲目》卷十四郁金条引〔宋〕《圣济总录》。

热盐
可有效缓解外耳道疖肿引起的疼痛

【组成】

盐 1025 克。

【做法】

将上述盐蒸热。

【用法】

将蒸好的热盐，用棉布制成盐枕，放在耳边，冷了之后再换新的。

【出处】

《本草纲目》卷十一食盐条引〔晋〕葛洪《肘后方》。

五倍子末
可有效缓解外耳道疖肿引起的肿胀

【组成】

五倍子 4 克。

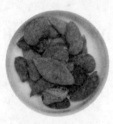

【做法】

将上述药物研磨后用水调和。

【用法】

将调和好的药液搽入耳内。

【出处】

《本草纲目》卷三十九五倍子条引《海上名方》。

青蒿末
可缓解外耳道疖肿引起的化脓

【组成】

青蒿末 4 克。

【做法】

将上述药物用小纱布包裹。

【用法】

将包裹好的药物放入耳中。

【出处】

《本草纲目》卷十五青蒿条引〔宋〕《圣惠方》。

杏仁末
可缓解外耳道疖肿引起的化脓

【组成】

杏仁 10 克。

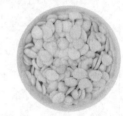

【做法】

将杏仁炒黑后捣成泥状。

【用法】

用纱布包裹好杏仁泥，塞入耳中。每日替换 3~4 次。

【出处】

《本草纲目》卷二十九杏条引〔隋〕《梅师集验方》。

龙骨末
可缓解外耳道疖肿引起的出血

【组成】

龙骨 10 克。

【做法】

将上述药物研末。

【用法】

将研末好的药物吹入耳。

【出处】

《本草纲目》卷四十三龙条引〔宋〕陈言《三因方》。

蒲黄末 可缓解外耳道疖肿引起的出血

【组成】

蒲黄 10 克。

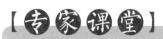

【做法】

将上述药物炒黑后研末。

【用法】

将研末好的药物搽入耳内。

【出处】

《本草纲目》卷十九香蒲、蒲黄条引〔明〕杨起《简便单方》。

【专家课堂】

除偏方外，针灸治疗外耳道疖肿亦可取得疗效。取穴：合谷、内关、少商，用泻法，不留针，每日 1 次。

挖耳是此病最常见的诱因。耳屎，在医学上有个大名叫"耵聍"，是耳朵的外耳道常分泌的一种油脂，也是保护耳朵的一道防线。因为耳屎的味道很苦，又是油乎乎的。如果不小心有虫子进到了耳朵里，它们尝到耳屎特有的苦味就会被吓退；耳道需要定期清洁，但必须用棉签清洁，千万不能用手去抠挖，否则易引起外耳道的黏膜损伤而发生外耳道疖。

五、

【鼻塞】

　　鼻塞相当于西医的急性鼻炎,是鼻黏膜的急性感染性炎症。往往是"上感"的鼻部表现,为鼻病毒感染所致。老百姓称之为"伤风"或者"上感",常常表现为鼻塞、喷嚏、鼻内灼热、头痛,病程为5~14日。本病多在气候变化、冷热不调或者是疲劳体虚时发作。总体上可分为外感风寒和外感风热两类。外感风寒者,常伴有怕冷、流清涕、咳嗽、痰稀白等。外感风热者,常伴有发热、流黄浊涕、鼻腔黏膜充血鲜红、咽干咽痛、咳嗽咳痰不爽等。

　　本病虽病程短,但如果不加重视,损伤正气,极易发展为慢性鼻炎。中医有悠久的治疗鼻塞的历史,所以当鼻塞发生时,可以选用一些偏方,进行调治。

干柿粳米粥

可缓解鼻塞不通的症状

【组成】

干柿1个。

【做法】

将干柿和粳米煮粥。

【用法】

每日服用1次。

【出处】

《本草纲目》卷三十柿条引〔宋〕《圣济》。

【专家提示】

本方为药膳,需要长期服用,方可见疗效。

白薇散

可缓解鼻外感风寒鼻塞不通的症状

【组成】

白薇、贝母、款冬花各40克,百部80克。

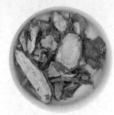

【做法】

将上述中药研成粉末。

【用法】

每次服4克,每日3次,用米汤送服。

【出处】

《本草纲目》卷十三白薇条引〔明〕朱橚《普济方》。

【专家提示】

本方适用于外邪侵袭之肺实鼻塞,肺虚之鼻塞禁止使用。

干姜末
可缓解鼻塞不通的症状

【组成】

干姜 30 克。

【做法】

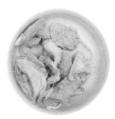

将上述中药研成粉末，并用蜂蜜加以调和。

【用法】

将调和好的中药塞入鼻中。

【出处】

《本草纲目》卷二十六干姜条引〔唐〕孙思邈《千金方》。

皂角末
可缓解鼻塞不通的症状

【组成】

皂角 30 克。

【做法】

将皂角研成粉末。

【用法】

将中药粉末吹入鼻中。

【出处】

《本草纲目》卷三十五皂荚条引〔唐〕孙思邈《千金方》。

荜茇末
可缓解鼻塞不通伴有流清涕的症状

【组成】

荜茇 30 克。

【做法】

将荜茇研成粉末。

【用法】

将中药粉末吹入鼻中。每日 2 次。

【出处】

《本草纲目》卷十四荜茇条引〔明〕胡濙《卫生易简方》。

小蓟汤
可缓解鼻塞不通的症状

【组成】

小蓟 40 克。

【做法】

将小蓟加水 400 毫升煮成约 200 毫升的药液。

【用法】

可分多次服用。

【出处】

《本草纲目》卷十五大蓟、小蓟条引〔唐〕王焘《外台秘要》。

硇砂末
可缓解鼻息肉导致的鼻塞不通症状

【组成】

硇砂 10 克。

【做法】

将硇砂研末。

【用法】

将药末点入鼻内息肉处，息肉即落。

【出处】

《本草纲目》卷十一硇砂条引《白飞霞方》。

细辛末

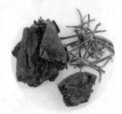

可缓解鼻息肉导致的鼻塞不通症状

【组成】

细辛 10 克。

【做法】

将细辛研末。

【用法】

将药末少许点入鼻内。

【出处】

《本草纲目》卷十三细辛条引〔宋〕《圣惠方》。

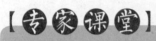

【专家课堂】

　　鼻塞常常会引起鼻鼾，它也跟睡眠窒息症有关，严重的鼻塞会干扰睡眠，令睡眠质量欠佳，以至于专注力及记忆力下降，并会导致黑眼圈。这是因为长期呼吸不顺畅，导致眼部四周缺乏氧气输送，容易形成黑眼圈。大家对本病应该有充分的重视。

本草纲目 奇效偏方大全

【鼻出血】

　　鼻出血为鼻部常见病，主要表现为血从鼻腔而出。它多由于鼻腔疾病所致，也可能是因为全身疾病或者鼻部临近部位的疾病出血所生，往往与挖鼻、气候干燥或鼻中隔黏膜糜烂有关。鼻出血多提示患者可能有鼻部损伤、鼻中隔偏曲、鼻部炎症等。中医称之为"鼻衄"。

　　鼻出血多为单侧，少数情况下可出现双侧鼻出血；出血量多少不一，轻者仅为鼻涕中带血，重者可引起失血性休克，反复鼻出血可导致贫血。所以应该予以足够的重视。大家在生活中如果遇到鼻出血而又不方便就医的情况下试一试下面这些偏方，或许对止住鼻血有一定的帮助。

青蒿汁 | 可止住鼻血

【组成】
新鲜青蒿 60 克。

【做法】
将青蒿榨取药汁。

【用法】
服用青蒿汁，并将青蒿渣塞进鼻孔。

【出处】
《本草纲目》卷十五青蒿条引〔明〕胡濙《卫生易简方》。

芜菁汁 | 可止住鼻血

【组成】
芜菁 40 克。

【做法】
将芜菁榨取药汁。

【用法】
服用生药汁。

【出处】
《本草纲目》卷二十六芜菁条引〔南宋〕郭坦《十便良方》。

山栀子灰 | 可止住鼻血

【组成】
山栀子 40 克。

【做法】
将山栀子烧成灰。

【用法】
将药灰吹入鼻中。

【出处】
《本草纲目》卷三十六栀子条引《黎居士易简方》。

桔梗末 可止住鼻血

【组成】

桔梗 40 克。

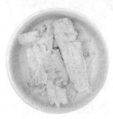

【做法】

将桔梗研成粉末。

【用法】

取 1 克粉末，用水冲服，每日 4 次。

【出处】

《本草纲目》卷十二桔梗条引〔明〕朱橚《普济方》。

延胡索末 可止住鼻血

【组成】

延胡索（元胡）40 克。

【做法】

将延胡索研成粉末。

【用法】

将药粉用布包住，塞入患鼻的对侧鼻孔，如左鼻孔流血塞在右鼻孔。

【出处】

《本草纲目》卷十三延胡索条引〔明〕朱橚《普济方》。

血竭合蒲黄 可止住鼻血

【组成】

血竭、蒲黄各 40 克。

【做法】

将上述药物研成粉末。

【用法】

将药粉吹入鼻孔。

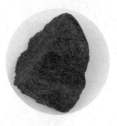

【出处】

《本草纲目》卷三十四骐驎竭条引〔明〕王玺《医林集要》。

地黄水苏散 可止住鼻血

【组成】

干地黄、水苏（龙脑薄荷）各 10 克。

【做法】

将上述药物研成粉末。

【用法】

将药粉用冷水调服，每次 1 克，每日 3 次。

【出处】

《本草纲目》卷十六地黄条引〔宋〕孙兆《秘宝方》。

贯众根 可缓解鼻血不止的症状

【组成】

贯众根 10 克。

【做法】

将贯众根研成粉末。

【用法】

取药粉 1 克，用冷水调服。

【出处】

《本草纲目》卷十二贯众条引〔明〕朱橚《普济方》。

给大家推荐一种止鼻血的方法：可用手指捏紧双侧鼻翼或将出血侧鼻翼压向鼻中隔 10~15 分钟，也可用手指横行按压上唇部位，同时冷敷前额和后颈部。此方法适用于出血少量且出血在鼻腔前部的患者，患者在家中发生鼻出血可采取此方法。

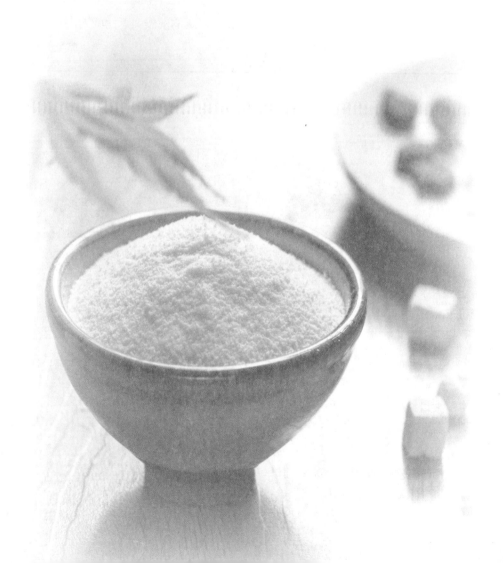

七、

【鼻炎】

　　鼻炎指的是鼻腔黏膜和黏膜下组织的炎症，表现为充血或者水肿，患者经常会出现鼻塞、流清水涕、鼻痒、喉部不适、咳嗽等症状。可分为急性鼻炎（俗称"伤风"或者"上感"）、慢性鼻炎（俗称"鼻窒"）、干燥性鼻炎（俗称"鼻干燥"）、萎缩性鼻炎（俗称"鼻槁"）、过敏性鼻炎（俗称"鼻鼽"等）。

　　鼻炎病因病机多为感受风热之邪或风寒之邪入里化热，热毒浊涕阻闭鼻窍而成。慢性者多因脾肺虚弱，肺气不足，导致卫外不固，易感外邪。中医药治疗鼻炎疗效可靠，毒副作用小，具有广阔的前景。下面就为大家介绍一些中医治疗鼻炎的偏方。

白薇散　可缓解鼻炎鼻塞不通的症状

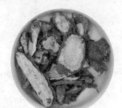

【组成】

白薇、贝母、款冬花各40克，百部80克。

【做法】

将上述中药研成粉末。

【用法】

每次服4克，用米汤送服。

【出处】

《本草纲目》卷十三白薇条引〔明〕朱橚《普济方》。

【专家提示】

本方适用于外邪侵袭之肺实鼻塞。肺气虚弱证禁止使用。

苍耳子　可缓解鼻炎流清涕的症状

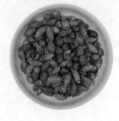

【组成】

苍耳子8克。

【做法】

将苍耳子炒后研末。

【用法】

用米汤冲服，每日3次。

【出处】

《本草纲目》卷十五枲耳条引《证治要诀》。

孩儿茶 | 可缓解鼻炎流清涕的症状

【组成】

孩儿茶 40 克。

【做法】

将孩儿茶研末。

【用法】

将药末吹入鼻孔。

【出处】

《本草纲目》卷七乌爹泥条引《本草权度》。

硇砂 | 可缓解鼻炎鼻塞的症状

【组成】

硇砂 10 克。

【做法】

将硇砂研末。

【用法】

将药末点入鼻孔。

【出处】

《本草纲目》卷十一硇砂条引《白飞霞方》。

【专家课堂】

很多人对鼻炎不了解，总认为鼻炎是小病，不需要治疗，尤其是小孩，长大就好了。这是完全错误的观点。临床医学研究结果已经证实，60%~80% 的过敏性鼻炎患者可发展成过敏性哮喘。由于上下呼吸道在解剖结构上是连续的，过敏性鼻炎的上呼吸道炎症极易向下蔓延，发展成哮喘，医学上称过敏性鼻炎－哮喘综合征，称为"同一气道，同一病变"所以一定要重视过敏性鼻炎的治疗，以预防发展成哮喘。

【鼻窦炎】

　　鼻窦炎是指发生在鼻窦窦腔黏膜的急性化脓性炎症，多发生于感冒或者急性鼻炎之后。若急性鼻窦炎治疗不及时不彻底，极易转化为慢性鼻窦炎。本病的主要特征为发热、头痛、流脓性鼻涕等。属于中医"鼻渊"的范畴。多由于寒热失调，或者素体虚弱，风热邪毒侵犯而成。

　　鼻窦炎是临床上的一种常见病、多发病，轻则仅给患者带来局部不适，重者可作为邪毒之源而引发邻近组织及全身病变，甚至可危及生命。因此在临床上应积极治疗，而在平时更要注意预防。老祖宗的偏方对鼻窦炎的预防和治疗有一定的效果，不妨试试。

孩儿茶
可缓解鼻窦炎流清涕的症状

【组成】

孩儿茶 40 克。

【做法】

将孩儿茶研末。

【用法】

将药末吹入鼻孔。

【出处】

《本草纲目》卷七乌爹泥条引《本草权度》。

贝子烧研
可缓解鼻窦炎流脓血的症状

【组成】

贝子 8 克。

【做法】

将贝子炒后研末。

【用法】

用生黄酒服用。

【出处】

《本草纲目》卷四十六贝子条。

藕节合川芎
可缓解鼻窦炎流脓臭鼻涕的症状

【组成】

藕节、川芎各 20 克。

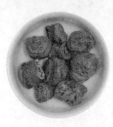

【做法】

将上述中药烘焙后研末。

【用法】

每次服用 8 克，米汤送服。

【出处】

《本草纲目》卷三十三莲藕条引〔明〕朱橚《普济方》。

生附贴

可缓解鼻窦炎流脓臭鼻涕不止的症状

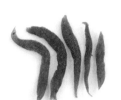

【组成】

生附子末10克,葱汁适量。

【做法】

将上述中药和泥。

【用法】

将药泥贴于涌泉穴上。

【出处】

《本草纲目》卷十七附子条引〔明〕朱橚《普济方》。

蒜片贴

可缓解鼻窦炎流脓臭鼻涕不止的症状

【组成】

大蒜1个。

【做法】

将大蒜切片。

【用法】

将大蒜片贴于涌泉穴上。

【出处】

《本草纲目》卷二十六葫条引《摘玄方》。

【专家课堂】

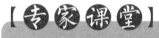

　　鼻窦是鼻腔周围面颅骨的含气空腔,与眼、耳、脑等重要器官邻近,鼻窦有炎症可以通过各种途径引起邻近组织和器官产生并发症,同时窦内脓液毒性作用,易引起远离器官感染,如眼部并发症、颅内并发症、化脓性中耳炎、咽部感染等。由此可见,鼻渊对人体的危害复杂而严重,所以患上本病一定要彻底、积极地治疗,不可掉以轻心。

第十二章 调治耳鼻喉科病症的偏方

九、

【鼻息肉】

　　鼻息肉是耳鼻喉科常见的疾病之一，是指鼻腔内见有表面光滑、半透明、触之柔软而不痛的赘生物，以鼻塞、嗅觉减退、鼻涕多为主要表现的疾病。西医认为本病是由于极度水肿的鼻腔鼻窦黏膜在重力作用下逐渐下垂而形成。多数认为慢性感染和变态反应是致病的可能原因。临床上将其分为过敏性鼻息肉、炎症性鼻息肉、鼻后孔息肉。中医多认为本病有肺气虚寒和湿热郁滞两大病因。

　　鼻息肉虽然不是什么大病，危及不到患者的生命，但是患上鼻息肉是非常痛苦的事情，而且还可能诱发其他的并发症状。鼻息肉危害较多，会导致呼吸不畅、记忆力下降、咽喉炎、中耳炎，以及心、肺功能损害等并发症。根据很多临床报道显示，中医偏方治疗鼻息肉具有一定的优势。

细辛末 | 可缓解鼻息肉鼻塞的症状

【组成】
细辛 4 克。

【做法】
将细辛研末。

【用法】
将药末点入鼻孔。

【出处】
《本草纲目》卷十三细辛条引〔宋〕《圣惠方》。

冰片 | 可缓解鼻息肉下垂的症状

【组成】
冰片 10 克。

【做法】
将冰片研末。

【用法】
将药末点入鼻孔。

【出处】
《本草纲目》卷三十四龙脑香条引〔明〕李时珍《濒湖集简方》。

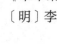

矾石末 | 可缓解鼻息肉鼻塞的症状

【组成】

矾石、猪脂各10克。

【做法】

将矾石研末，与猪脂调和，用布包裹。

【用法】

将药塞鼻孔，数日之后可见疗效。

【出处】

《本草纲目》卷十一矾石条引〔唐〕孙思邈《千金方》。

丁香 | 可缓解鼻息肉鼻塞的症状

【组成】

丁香4克。

【做法】

将丁香用布包裹。

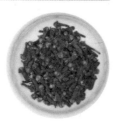

【用法】

将药塞入鼻孔中。

【出处】

《本草纲目》卷三十四丁香条引〔宋〕《圣惠方》。

陈瓜蒂末 | 可缓解鼻息肉鼻塞的症状

【组成】

陈瓜蒂5克。

【做法】

将陈瓜蒂研末。

【用法】

将药吹入鼻孔中，每日3次。

【出处】

《本草纲目》卷三十三甜瓜条引〔宋〕《圣惠方》。

【专家课堂】

虽然西医手术摘除鼻息肉的治疗并不困难，但很容易复发，所以，目前的治疗效果不容乐观。为了降低鼻息肉的复发，患者最好要按照医生的吩咐进行治疗，即使在术后也要格外小心，避免感冒、感染等一些身体小病。还要注意日常生活中的一些饮食以及生活习惯，尽量避免任何可能会诱发鼻息肉的因素。

十、

【鼻疖】

　　鼻疖，即西医的鼻前庭疖，是指发生在鼻前庭部皮肤的毛囊或皮脂腺的急性化脓性炎症。若失治误治常易发生严重的并发症。其致病菌主要为金黄色葡萄球菌，多在局部皮肤受到挖鼻等损伤后细菌乘机侵入而引起感染。主要表现为局部的疼痛或者跳痛，鼻前庭部局限性隆起而出现红肿。若能及时治疗，一周后可痊愈；若不及时处理，可能会发展为眶蜂窝织炎。

　　依据中医的观点，鼻为多气多血的器官，若不及时治疗，毒邪会进入脑髓，变生"走黄"的严重症状。临床实践证明，中医对于鼻疖的治疗有一定的疗效，下面是精心整理的一些偏方，希望对读者在生活中遇到本病时有所帮助。

蜂房粉 | 可缓解鼻疖红肿的症状

【组成】

蜂房1个。

【做法】

将蜂房蜜炙后研末。

【用法】

每次取粉末1克，用黄酒调服，每日服用3次。

【出处】

《本草纲目》卷三十九露蜂房条引〔晋〕葛洪《肘后方》。

白盐擦拭 | 可缓解鼻疖疼痛的症状

【组成】

食盐若干。

【做法】

用食盐擦拭患处。

【用法】

经常擦拭，症状可有所缓解。

【出处】

《本草纲目》卷十一食盐条引《直指方》。

蜀葵花末 | 可缓解鼻疖疼痛的症状

【组成】

蜀葵花、腊猪脂各20克。

【做法】

将蜀葵花研末，与腊猪脂和匀。

【用法】

夜间敷在患处，白天洗去。

【出处】

《本草纲目》卷十六蜀葵条引《仁存方》。

栀子丸 | 可缓解鼻疖红肿的症状

【组成】

栀子、黄蜡各
10克。

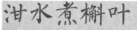

【做法】

将栀子炒后，
与黄蜡共研末，
制成如子弹般大小的丸子。

【用法】

每次服用1丸，嚼细后就茶服下，
每日服2次。

【出处】

《本草纲目》卷三十六栀子条引许学
士《本事方》。

霄栀粉 | 可缓解鼻疖红肿的症状

【组成】

凌霄花、山栀子
各20克。

【做法】

将上述诸药研末。

【用法】

每次服8克，每日服2次。

【出处】

《本草纲目》卷十八紫葳条引〔南宋〕
王璆《百一选方》。

泔水煮槲叶

可缓解鼻疖红肿的症状

【组成】

槲叶、槲叶灰各20克，泔水300
毫升。

【做法】

将槲叶用泔水洗过擦干，在叶片上洒
上槲叶灰。

【用法】

将准备好的槲叶片敷在患处。

【出处】

《本草纲目》卷三十槲实条引〔宋〕
《圣惠方》。

枇杷栀子粉 | 可缓解鼻疖疼痛的症状

【组成】

枇杷叶、栀子各
20克。

【做法】

将上述诸药研末。

【用法】

每次服用8克，用温酒调下，每日
服用3次。

【出处】

《本草纲目》卷三十枇杷条引《本
事》。

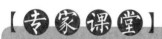【专家课堂】

　　鼻疖的病因主要是邪毒外侵、肺胃积热，内外热结于鼻窍，肌膜结毒，
气血瘀阻而成。所以鼻疖的患者应注意日常饮食清淡，避免油甘厚腻的食物，
同时需要改正挖鼻的坏习惯。

第十二章 调治耳鼻喉科病症的偏方

十一、

【声音嘶哑、失声】

声音嘶哑、失声多见于西医的喉炎。喉炎是喉科常见的疾病，可分为急性喉炎和慢性喉炎。急性喉炎，中医称之为"暴喑"或者"急喉喑"，表现为发病急、声音嘶哑、咳嗽、咽痛；慢性喉炎，中医称之为"慢喉喑"或者"久喑"，表现为声音嘶哑，喉痒，干咳，异物感，黏膜充血、肿胀或肥厚，声门闭合不全等。

中医对声音嘶哑、失声自古以来就有研究："肺为娇脏""喉咙者，气所以上下者也；会厌者，音声之户也。"对于声音嘶哑病症，若外邪（多为风寒或风热）犯肺，痰浊壅滞以致肺气不宣，可见声音嘶哑或失音，喉痒而痛等症，即所谓"金实不鸣"；若肺阴不足或肺燥津伤，喉失所养，亦可见声音嘶哑或失音，喉干或痛，即所谓"金破不鸣"。所以当出现声音嘶哑、失声时，适时地选用一些偏方进行治疗是有帮助的。

陈皮煎 | 能缓解声音嘶哑的症状

【组成】
陈皮 20 克。

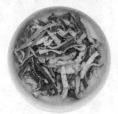

【做法】
将陈皮水煎取汁。

【用法】
将陈皮水慢慢服下。

【出处】
《本草纲目》卷三十橘条引〔晋〕葛洪《肘后方》。

生梨汁 | 能缓解突然失声的症状

【组成】
生梨若干个。

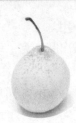

【做法】
将生梨榨成约335 毫升的梨汁。

【用法】
每日饮用 2 次。

【出处】
《本草纲目》卷三十梨条引〔唐〕孟诜《食疗本草》。

萝卜汁 | 能缓解突然失声的症状

【组成】

生萝卜 200 克。

【做法】

将萝卜捣汁。

【用法】

在萝卜汁内加入少许生姜汁共同服用。每次一汤匙，每日 3 次。

【出处】

《本草纲目》卷二十六莱菔条引〔明〕朱橚《普济方》。

桂末 | 能缓解突然失声的症状

【组成】

桂末 12 克，水 670 毫升。

【做法】

将桂末和水煎成 335 毫升的药液。

【用法】

温服取汗。

【出处】

《本草纲目》卷三十四桂条引〔唐〕孙思邈《千金方》。

桂枝含片 | 能改善声音嘶哑伴突然失声的症状

【组成】

取桂枝 10 克。

【做法】

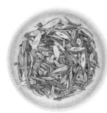

将桂枝剪成条状。

【用法】

将桂枝条放置于舌下含服。

【出处】

《本草纲目》卷三十四桂条引〔唐〕孙思邈《千金方》。

蘘荷根 | 能改善声音嘶哑伴突然失声的症状

【组成】

蘘荷根 80 克，酒 670 毫升。

【做法】

将蘘荷根榨汁，与酒混匀。

【用法】

慢慢服用。

【出处】

《本草纲目》卷十五蘘荷条引〔晋〕葛洪《肘后方》。

人参诃子散
能改善因肺热引起的声音嘶哑的症状

【组成】

人参 80 克，诃子 40 克。

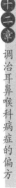

【做法】

将上述药物研末。

【用法】

将药末适量用温开水调成药液，慢慢含咽。

【出处】

《本草纲目》卷十二人参条引《丹溪摘玄》。

大豆液

能改善声音嘶哑疼痛不能言语的症状。

【组成】

大豆若干。

【做法】

将大豆煎成麦芽糖状的汁液。

【用法】

将大豆汁含于口中饮入。

【出处】

《本草纲目》卷二十四大豆条引〔唐〕孙思邈《千金方》。

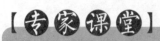

【专家课堂】

俗话说，疾病是"三分治，七分养"，对声音嘶哑、失声这样的患者来说，仅仅治疗是远远不够的，还应该改正平日一些不良的习惯，比如用嗓过度，歌唱之后喜冷饮、烟、酒、辣椒，感冒时不注意休息等。

十二、

【咽炎】

　　咽炎是指咽黏膜、黏膜下组织、淋巴组织的炎症。一般可分为急性咽炎（中医称之为急喉痹、风热喉痹）、慢性咽炎（中医称之为喉痹）、萎缩性咽炎（中医称之为阴虚喉痹）。急性咽炎的主要症状为咽部干燥、灼热、粗糙、微痛，咽痛症状逐渐加重，后出现吞咽疼痛。慢性咽炎的主要症状为咽部不适感、异物感、咽部分泌物不易咳出、咽部痒感、烧灼感等。

　　十二经脉中除手厥阴心包经和足太阳膀胱经外，其余经脉均直接抵达咽喉，或于咽喉旁经过。至于督脉、任脉、冲脉等奇经，也分别循行于咽喉。所以咽喉与全身脏腑气血有十分密切的联系，对于咽炎的治疗，中医主要从人体的全身情况入手，通过辨证论治以达到治标又治本的疗效。有咽炎的朋友不妨试试下面的偏方，希望对大家有所帮助。

茱萸粉	可缓解咽炎咽喉作痛的症状

【组成】

吴茱萸10克。

【做法】

将上述药物研为粉末，用醋调制。

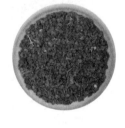

【用法】

将用醋调制后的吴茱萸末涂于足心，每日2~3次。

【出处】

《本草纲目》卷三十二吴茱萸条引〔明〕李时珍《濒湖集简方》。

龙胆粉	可缓解咽炎咽喉热痛的症状

【组成】

龙胆草10克。

【做法】

将龙胆草研为粉末。

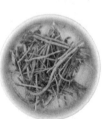

【用法】

将药粉用水冲服。

【出处】

《本草纲目》卷十三龙胆条引〔明〕李时珍《濒湖集简方》。

生乌药煎

可缓解咽炎咳痰不出且伴有疼痛的症状

【组成】

生乌药10克，
酸 醋 335 毫
升。

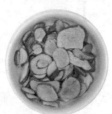

【做法】

将乌药放入醋
中（不要加水），煎成170毫升的
药液。

【用法】

将药液含在咽中一会儿，然后吞下，
如果有痰吐出现象就会好转。

【出处】

《本草纲目》卷三十四乌药条引《经
验方》。

皂角李树根皮散

可缓解急性咽炎咳痰的症状

【组成】

皂角、李树根皮各10克。

【做法】

将上述药物研末。

【用法】

皂角末吹进鼻孔中取喷嚏。另将李树
根皮末，磨水后涂于喉咙外的脖子皮
肤上。

【出处】

《本草纲目》卷二十九李条引《菽园
杂记》。

远志粉

可缓解咽炎咽痛的症状

【组成】

远志肉20克。

【做法】

将远志肉研末。

【用法】

将远志末吹入喉咙中，痰咳出后病情
就能好转。

【出处】

《本草纲目》卷十二远志条引《直指
方》。

升麻片

可缓解咽炎咽痛的症状

【组成】

升麻20克。

【做法】

将升麻切片。

【用法】

将升麻片含于咽喉。

【出处】

《本草纲目》卷十三升麻条引《直指
方》。

丝瓜根

可缓解急性咽炎咽痛的症状

【组成】

丝瓜根20克。

【做法】

将丝瓜根浸泡在一碗水中。

【用法】

将丝瓜根浸泡后的水喝下。

【出处】

《本草纲目》卷二十八丝瓜条引《海
上名方》。

本草纲目 奇效偏方大全

生半夏粉
可缓解咽炎咽痛伴咳痰不出的症状

【组成】

生半夏 10 克。

【做法】

将生半夏研末。

【用法】

将生半夏末喷入鼻内。

【出处】

《本草纲目》卷十七半夏条引〔明〕李时珍《濒湖集简方》。

缩砂壳粉
可缓解咽炎咽痛的症状

【组成】

缩砂壳 20 克。

【做法】

将缩砂壳研末。

【用法】

每次取 4 克，用水冲服。

【出处】

《本草纲目》卷十四缩砂蔤条引戴原礼方。

桔梗甘草汤
可缓解急性咽炎有痰有热的症状

【组成】

生甘草 80 克，桔梗 40 克，阿胶半片。

【做法】

将生甘草炒熟，桔梗用淘米水浸一夜，加阿胶半片，捣碎混合。

【用法】

每次取 20 克，用水煎服。

【出处】

《本草纲目》卷十二甘草条引钱乙《直诀》。

【专家课堂】

中医将急性咽炎的首要病因归为风邪侵袭、肺胃热盛等，是非常有道理的。现代社会患有咽炎的人群占健康人群的 40%，其中，都市白领占了大部分。这与都市日益严重的环境污染及白领人群时常待在封闭的写字楼里加班熬夜、吸烟喝酒应酬、饮食不规律有着极大的关系。

十三、

【扁桃体炎】

　　扁桃体炎是耳鼻咽喉科常见的疾病,有急性和慢性之分。急性扁桃体炎,即腭扁桃体的急性非特异性炎症,中医称之为"风热乳蛾";慢性扁桃体炎,多续发于急性扁桃体炎,也可发生于某些急性传染病如猩红热、白喉、流行性感冒之后,中医称之为"虚火乳蛾""石蛾"。急性扁桃体炎以扁桃体红肿疼痛为主要特征;慢性扁桃体炎则多表现为扁桃体及舌腭弓慢性充血,隐窝口处有黄白色脓栓,咽喉不适,反复发作为主要特征。

　　急性扁桃体炎多因为风热侵袭、饮食不节、痰火上攻,内因多为脾胃热盛。慢性扁桃体炎多为肺肾阴虚、脾肾阳虚引起。使用中医的辨证论治,往往能够取得不错的疗效。下面是一些偏方,供大家参考。

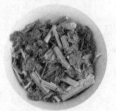

益母草汁 可缓解扁桃体炎咽喉肿痛的症状

【组成】

益母草20克。

【做法】

将益母草捣烂,绞出浓汁。

【用法】

将益母草汁配合清水一碗迅速服下。

【出处】

《本草纲目》卷十五茺蔚条引〔明〕胡濙《卫生易简方》。

【专家提示】

咽痛症状可随患者服药后呕吐得以痊愈。如果病情发生在冬天,可用益母草根。

蠡实升麻汤 对扁桃体炎咽喉肿痛有效

【组成】

蠡实100克,升麻2克,蜂蜜少许。

【做法】

将上述药物加水1000毫升,煎成300毫升的药液,加入蜂蜜调匀。

【用法】

慢慢少许服下。

【出处】

《本草纲目》卷十五蠡实条引〔明〕胡濙《卫生易简方》。

马蔺牛蒡散

可治疗扁桃体炎咽喉肿痛的症状

【组成】

马蔺子32克，
牛蒡子24克。

【做法】

将上述药物研
末。

【用法】

空腹，取1克药物，用水冲服。

【出处】

《本草纲目》卷十五蠡实条。

马蔺汤

能缓解扁桃体炎咽喉
不适的症状

【组成】

马蔺根或马蔺叶80克。

【做法】

将上述药物加水煮成335毫升的
药液。

【用法】

慢慢少许饮下。

【出处】

《本草纲目》卷十五蠡实条引〔唐〕
王焘《外台秘要》。

鸭跖草汁

可治疗扁桃体炎
咽喉肿痛的症状

【组成】

鸭跖草20克。

【做法】

将上述药物榨汁。

【用法】

用药汁点喉咙。

【出处】

《本草纲目》卷十六鸭跖草条引〔明〕
周定王《袖珍方》。

大蒜栓

对急性扁桃体炎咽喉
肿痛的症状有效

【组成】

大蒜20克。

【做法】

将大蒜制成
栓子。

【用法】

将大蒜塞入耳鼻中，每2日更换1次。

【出处】

《本草纲目》卷二十六葫条引〔晋〕
葛洪《肘后方》。

芥子末

可缓解扁桃体炎疼痛
症状

【组成】

芥子20克。

【做法】

将上述药物
研末并且用
水调和。

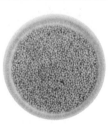

【用法】

将调和好的芥子末敷喉咙下。

【出处】

《本草纲目》卷二十六芥条引〔宋〕
《圣惠方》。

蜂房烧灰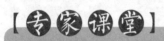

可防治急性扁桃体炎症状

【组成】

蜂房1个。

【做法】

将蜂房烧成灰。

【用法】

每次取4克吹入喉咙中。

【出处】

《本草纲目》卷三十九露蜂房条引〔唐〕昝殷《食医心镜》。

【专家课堂】

　　慢性扁桃体炎是否应该将扁桃体切除呢？笔者认为不然！因为扁桃体是一个免疫活性器官，可产生淋巴细胞和抗体，具有抵抗细菌和病毒的功能，并使整个机体产生免疫。中医认为咽喉与全身脏腑气血有十分密切的联系，如果有外邪入侵，扁桃体是一个很好的预警器官，使患者能够及时的治疗，避免了病邪的进一步侵入。

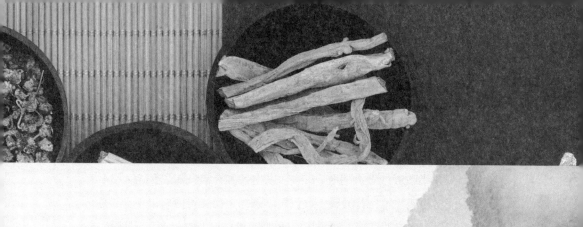

第十三章

调治口腔科病症的偏方

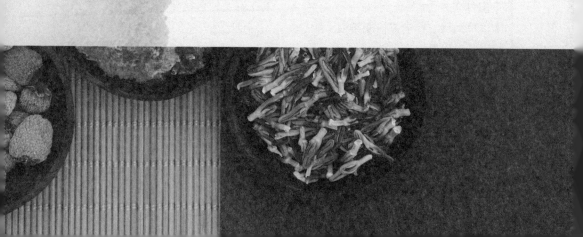

【口臭】

　　口臭是指呼吸或者讲话时，口中散发出各种异常气味。多与口腔不洁、龋齿、便秘和消化不良有关系。现代医学认为，口臭可能有以下几种原因：口源性口臭，即口腔疾病，如龋齿、牙周炎等；非口源性口臭，即咽喉炎、扁桃体炎、糖尿病酮症酸中毒、慢性胃炎、胃癌等引起的口臭；还有吸烟、食用大蒜等引起的口臭。

　　在生活中，口臭往往会引起很多尴尬，令人十分烦恼。如何解决口臭，《本草纲目》有许多的偏方，希望对大家有所帮助。

桔梗茴香散
可改善牙龈炎引起的口臭

【组成】
桔梗、茴香各20克。

【做法】
将上述药物烧灰之后研末。

【用法】
将药末敷在牙龈上，每日1~2次

【出处】
《本草纲目》卷十二桔梗条引〔明〕胡濙《卫生易简方》。

鸡舌香含服
可改善因龋齿引起的口臭

【组成】
鸡舌香（公丁香）20克。

【做法】
将鸡舌香加水煮成药汁。

【用法】
将药汁含服。

【出处】
《本草纲目》卷三十四丁香条引〔唐〕王焘《外台秘要》。

甜瓜子丸 | 能缓解口臭

【组成】
甜瓜子 20 克，蜂蜜适量。

【做法】
将甜瓜子捣碎，用蜂蜜调和制成药丸。

【用法】
每早漱口后含 1 丸。也可以用来贴牙齿。

【出处】
《本草纲目》卷三十三甜瓜条引〔唐〕孙思邈《千金方》。

香薷煎 | 可有效缓解口臭

【组成】
香薷 1 把。

【做法】
将香薷煎汤。

【用法】
将汤药含于口中，每日 1~2 次。

【出处】
《本草纲目》卷十四香薷条引〔唐〕孙思邈《千金方》。

川芎汤 | 能缓解龋齿引起的口臭

【组成】
川芎 20 克。

【做法】
将川芎水煎取汁。

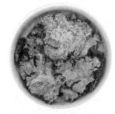

【用法】
将汤药含于口中，每日 1~2 次。

【出处】
《本草纲目》卷十四芎蒡条引唐《广济方》。

香白芷 | 对龋齿引起的口臭有效

【组成】
香白芷 30 克。

【做法】
将香白芷研末。

【用法】
饭后用井水冲服 4 克。

【出处】
《本草纲目》卷十四白芷条引〔南宋〕王璆《百一选方》。

芷芎丸 | 能缓解龋齿引起的口臭

【组成】
川白芷、川芎各 20 克。

【做法】
将上述药物研末并制成如芡子大的蜜丸。

【用法】
含服。

【出处】
《本草纲目》卷十四白芷条引〔南宋〕严用和《济生方》。

益智仁 | 能芳香避臭，缓解口臭

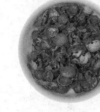

【组成】
益智仁 40 克，甘草 8 克。

【做法】
将上述药物研末。

【用法】
含服。

【出处】
《本草纲目》卷十四益智子条引《经验良方》。

茴香羹 | 可缓解口臭

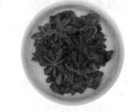

【组成】
茴香 200 克。

【做法】
将茴香煮羹。

【用法】
当药膳食用。

【出处】
《本草纲目》卷二十六茴香条引昝殷《食医心镜》。

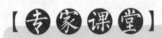

【专家课堂】

中医可以从口臭的气味来判断疾病的原因：口气酸臭，并伴有食欲缺乏、脘腹胀痛者，多为食积胃肠；口气秽臭者，多属胃热；口气腐臭或兼有咳吐脓血者，多为内有溃疡；口气臭秽难闻、牙龈腐烂者，多为牙疳。

【口腔溃疡】

　　口腔溃疡是指发生于口腔黏膜的散在浅表性溃疡或坏死性黏膜腺周围的溃疡，常常表现为口舌生疮、反复发作，有明显的灼痛感，常常引起进食困难。本病又称复发性口腔溃疡，是常见的口腔黏膜病。多发于青壮年患者，属中医口疮的范畴。

　　老百姓通常把口腔溃疡的原因归结为"上火"，但目前，西医仍不能完全明确口腔溃疡的确切病因。而在中医看来，其病因虽然复杂，但病机不外乎心脾积热、阴虚火旺、气血不足、阳虚夹湿等。在生活中如果遇到口腔溃疡这类问题，大家是完全可以通过中医偏方来解决的。

大黄枯矾散

能有效缓解口腔溃疡糜烂的症状

【组成】
大黄、枯矾各
10克。

【做法】
将上述药物
研末。

【用法】
将药末涂于溃疡面，待患者吐出痰涎就能痊愈。

【出处】
《本草纲目》卷十七大黄条引〔宋〕《圣惠方》。

二冬玄参丸

能有效缓解口腔溃疡日久不愈的症状

【组成】
天门冬、麦冬、
玄参各10克，
蜂蜜适量。

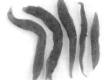

【做法】
将天门冬与麦
冬去心，同玄参研末，加入蜂蜜制成如子弹般大小的丸子。

【用法】
每次含1丸。

【出处】
《本草纲目》卷十八天门冬条引齐德之《外科精义》。

第十三章　调治口腔科病症的偏方

大青叶 | 能有效缓解口腔溃疡的症状

【组成】

大青叶20克。

【做法】

将大青叶用蜂蜜浸泡。

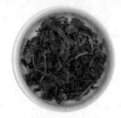

【用法】

蜜浸后的大青叶含于舌下。

【出处】

《本草纲目》卷三十九蜂蜜条引《药性论》。

五倍子末 | 能有效缓解夏日口腔溃疡的症状

【组成】

五倍子10克。

【做法】

将五倍子研末。

【用法】

将药末涂于溃疡面，待患者吐出痰涎就能痊愈。

【出处】

《本草纲目》卷三十九五倍子条引庞氏《伤寒论》。

萝卜汁 | 可缓解口腔溃疡糜烂的症状

【组成】

萝卜数条。

【做法】

将上述萝卜榨汁。

【用法】

用榨好的萝卜汁频繁的漱口。

【出处】

《本草纲目》卷二十六莱菔条引〔明〕李时珍《濒湖集简方》。

生姜汁 | 能有效缓解口腔溃疡糜烂的症状

【组成】

生姜500克。

【做法】

将上述生姜榨汁。

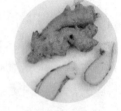

【用法】

用榨好的生姜汁频繁的漱口。

【出处】

《本草纲目》卷二十六生姜条。

生附子贴足心 | 可缓解口腔溃疡日久不愈的症状

【组成】

生附子10克，面粉、醋各适量。

【做法】

将生附子研末。

【用法】

将生附子末用面粉和醋调和，贴在足心，男左女右。

【出处】

《本草纲目》卷十七附子条引《经验后方》。

鸡内金灰

可治疗各种原因引起的口腔溃疡

【组成】

鸡内金10克。

【做法】

将鸡内金烧成灰。

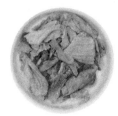

【用法】

将灰敷在溃疡面。

【出处】

《本草纲目》卷四十八鸡条引《活幼新书》。

【专家课堂】

　　无论是中医还是西医，都认为口腔溃疡的发生与个人体质有极大的关系，所以尽量减少诱发因素是可以减少本病的发生率的。可以采用以下的办法：注意口腔卫生，避免损伤口腔黏膜，避免辛辣性食物和局部刺激；保证充足的睡眠时间；保持心情的愉快，凡事淡定看得开；注意生活规律及营养的均衡。

第十三章　调治口腔科病症的偏方

【牙痛】

牙痛，是牙齿疾病最常见的症状之一，多伴随有牙龈红肿、遇冷热刺激痛、面颊部肿胀等。牙痛的原因有以下几种：龋齿、牙髓炎、牙根尖周炎、牙外伤、牙本质过敏等。中医所指的"牙痛"常常就是指牙髓炎。主要的病因病机为风火邪毒侵犯，伤及牙体及牙龈肉，邪聚不散，气血滞留，气穴不通，瘀阻脉络而为病。或是肾阴不足，虚火上炎，更或是多食甘酸之物，口齿不洁，垢秽蚀齿。所以，牙痛主要与手足阳明经和肾经有关。

生活中，牙痛常常引起许多不便。不仅仅影响食欲，还影响我们工作的效率和情绪，下面罗列的小偏方有助于患有牙痛的患者平日进行保健，对急性的牙痛也有一定的缓解作用。

五灵脂末
能改善牙痛伴有牙龈出血的症状

【组成】
五灵脂10克，
米醋适量。

【做法】
将五灵脂研末，
同米醋一起煎煮。

【用法】
将煎煮好的药液含于咽喉。

【出处】
《本草纲目》卷四十八寒号虫条引《直指方》。

芸薹白芥茴香散
对风热引发的牙痛有效

【组成】
芸薹子、白芥子、八角茴香各20克。

【做法】
将上述药物研末。

【用法】
用研好的药粉喷鼻子。左边的牙痛喷右边的鼻孔，右边的牙痛喷左边的鼻孔。

【出处】
《本草纲目》卷二十六芸薹条引〔宋〕《圣惠方》。

井水方 | 能改善因饮酒而诱发的牙痛

【组成】

井水。

【做法】

无。

【用法】

用井水漱口。

【出处】

《本草纲目》卷五井泉水条引《直指方》。

升麻汤 | 可改善因饮食偏热而诱发的牙痛

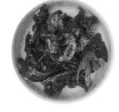

【组成】

升麻20克。

【做法】

将升麻水煎取汁。

【用法】

趁热用升麻汤漱口。

【出处】

《本草纲目》卷十三升麻条引《直指方》。

黄连末 | 能改善牙痛伴有恶热的症状

【组成】

黄连10克。

【做法】

将黄连研末。

【用法】

将黄连末涂于患处。

【出处】

《本草纲目》卷十三黄连条引《李楼奇方》。

使君子汤 | 能缓解因龋齿引发的牙痛

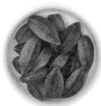

【组成】

使君子20克。

【做法】

将使君子水煎取汁。

【用法】

用使君子汤频频漱口。

【出处】

《本草纲目》卷十八使君子条引〔明〕李时珍《濒湖集简方》。

威灵仙皮 | 可改善因虚火而导致的牙痛

【组成】

威灵仙皮40克。

【做法】

将威灵仙皮研为粉末。

【用法】

将药末敷于痛处。

【出处】

《本草纲目》卷四十八寒号虫条引《直指方》。

大黄末 | 可缓解因胃火引发的牙痛

【组成】

冰水1杯，大黄10克。

【做法】

将大黄研末。

【用法】

让患者含冰水一口，以纸捻蘸大黄末，将大黄末喷入左右两边的鼻孔。

【出处】

《本草纲目》卷十七大黄条引〔金〕张子和《儒门事亲》。

胡桃仁方

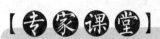

可改善牙髓炎初期牙齿酸痛的症状

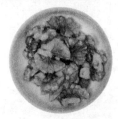

【组成】
胡桃（核桃）
1个。

【做法】
核桃去壳，

取仁。

【用法】
细嚼核桃仁即可。

【出处】
《本草纲目》卷三十胡桃条引《日华子诸家本草》。

【专家课堂】

　　牙痛并不一定是坏事。人类在进化的过程中出现了痛觉，痛觉是人体发生疾病的一个信号。所以对待牙痛，只要一开始便予重视就诊，绝大多数患牙是可以挽救和避免拔除的。

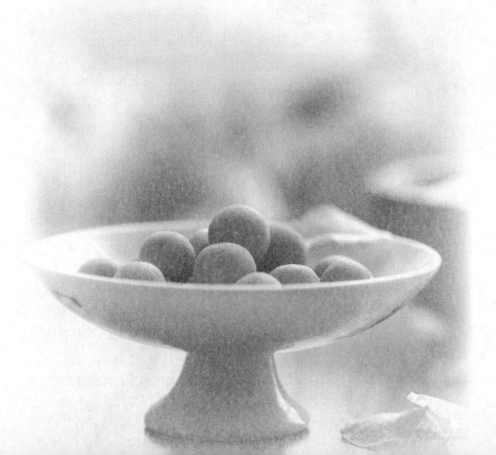

【牙龈肿痛、出血】

　　牙龈是附着在牙颈和牙槽突部分，呈粉红色、有光泽、质坚韧的黏膜组织。中医对牙龈功能的论述见于《圣济总录》："牙齿虽为骨之所终，肾之所养，得龈肉而固济，可以坚牢。"所以牙龈的状态反映了牙齿的健康与否。牙龈肿痛、出血是口腔科常见的症状，多可见于牙周炎、急性牙周脓肿、智齿冠周炎、牙龈脓肿、急性根尖周炎等，中医认为，这些症状属于"牙宣""牙痈""牙痛""牙衄"等病的症状。

　　牙龈肿痛、出血，多是牙齿疾病的反应，我们不可以掉以轻心，下面介绍一些《本草纲目》中出现的、历代医家使用过的偏方。

当归鲫鱼方

能改善牙龈出血的症状

【组成】
大鲫鱼1条，当归40克。

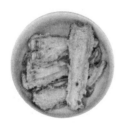

【做法】
先将当归研成粉末。大鲫鱼去肠留鳞后，再将当归末塞入鱼腹中，之后用泥涂抹，用火烤煅。最后将煮熟后的鲫鱼用盐涂抹均匀。

【用法】
白天食用。

【出处】
《本草纲目》卷四十四鲫鱼条引〔宋〕《圣惠方》。

猪肝蘸赤芍末

能改善牙龈红肿出血危重的症状

【组成】
猪肝250克，赤芍末30克。

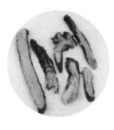

【做法】
将猪肝煮熟，蘸取赤芍药末。

【用法】
食用猪肝。后继续服用平胃散3帖。

【出处】
《本草纲目》卷五十豕条引《节要》。

【专家提示】
平胃散组成：苍术、厚朴、陈皮各5克，甘草3克，水煎服。

第十三章　调治口腔科病症的偏方

山豆根片 | 可改善牙龈肿痛的症状

【组成】

山豆根 10 克。

【做法】

将山豆根切片。

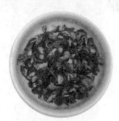

【用法】

山豆根含于患处。

【出处】

《本草纲目》卷十八山豆根条引《备济方》。

五倍子末 | 可改善牙周炎牙龈肿痛的症状

【组成】

五倍子 40 克。

【做法】

将五倍子用瓦罐烘焙后研末。

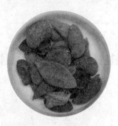

【用法】

每次取 2 克敷于痛处。

【出处】

《本草纲目》卷三十九五倍子条引〔宋〕杨子建《护命方》。

杏仁煎 | 能改善牙龈痒痛的症状

【组成】

杏仁 100 枚，盐 1 克。

【做法】

将上述材料加水 200 毫升煎煮使杏仁汁流出。

【用法】

用煮好的药液漱口。

【出处】

《本草纲目》卷二十九杏条引〔唐〕孙思邈《千金方》。

朴硝末 | 可改善吃螃蟹后牙龈肿痛的症状

【组成】

朴硝 10 克。

【做法】

将上述药物研磨成粉末状。

【用法】

将药末涂抹于患处。

【出处】

《本草纲目》卷十一朴硝条引〔明〕朱橚《普济方》。

五倍子散 | 对小儿牙龈红肿出血有效

【组成】

五倍子、青黛、枯矾、黄柏各 20 克。

【做法】

将上述中药研末。

【用法】

先用盐开水漱口，再将中药末涂抹在牙龈。

【出处】

《本草纲目》卷三十九五倍子条引《便览》。

鸡肫黄皮

枯矾末能改善小儿牙龈红肿出血的症状

【组成】

干燥的鸡肫黄皮（鸡内金）5枚，枯矾20克。

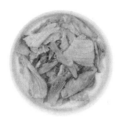

【做法】

将上述中药研末。

【用法】

将中药末涂抹在牙龈。

【出处】

《本草纲目》卷四十八鸡条引经验。

【专家课堂】

《淮南子·说山训》："见一叶落而知岁之将暮。"牙龈肿痛、出血，可能是身体其他部位疾病的先兆，大家在注意口腔卫生的同时，如果发现牙龈肿痛出血，可能不仅仅要考虑口腔的疾病，还要找中医进行全方位的调理才行。

【牙周炎】

牙周炎又称牙周组织病，是口腔科最常见的疾病，包括牙周韧带、牙龈、牙骨质、牙槽骨等所患的疾病，本病多为慢性，早期症状不明显。其病因多为牙菌斑、细菌、食物塞牙、牙位异常、牙石等引起的。机体的免疫、防御、营养等对牙周炎都有影响。本病临床表现为牙龈红肿、牙龈出血、牙龈萎缩、牙齿松动、咀嚼无力、牙根宣露、口臭等。本病在中医属于"牙宣"的范畴。

在中医看来，牙周炎的病因多为外邪袭龈、胃热上蒸、肾阴亏虚、气血不足。本病虽然为口腔科治疗的疾病，但中医对牙周炎的治疗依旧有相当丰富的经验。下面是一些古人治疗牙周炎的偏方，方便大家选用。

丝瓜藤 | 可改善牙周炎疼痛的症状

【组成】
丝瓜藤 40 克。

【做法】
将丝瓜藤阴干，临用时火煅存性。

【用法】
将药末敷于痛处。

【出处】
《本草纲目》卷二十八丝瓜条引《海上妙方》。

威灵仙皮末 | 可改善牙周炎属虚火疼痛的症状

【组成】
威灵仙皮 40 克。

【做法】
将上述药物研为粉末。

【用法】
将药末敷于痛处。

【出处】
《本草纲目》卷四十八寒号虫条引《直指方》。

白蒺藜末
可改善牙周炎牙缝出血不止、牙齿动摇的症状

【组成】
白蒺藜40克。

【做法】
将白蒺藜研末。

【用法】
将药末敷于痛处，每日坚持擦洗。

【出处】
《本草纲目》卷十六蒺藜条引《道藏经》。

食盐方
可改善牙周炎牙根宣露的症状

【组成】
食盐、热水。

【做法】
将食盐、热水含于口中，漱口大约100次。

【用法】
需坚持5日，5日后牙齿变坚固。

【出处】
《本草纲目》卷十一食盐条引〔唐〕孙思邈《千金方》。

骨碎补末
对牙周炎属虚火疼痛的症状有效

【组成】
骨碎补80克。

【做法】
将骨碎补锉成细末，瓦锅慢火炒黑后研末。

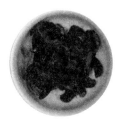

【用法】
将药末敷于痛处。

【出处】
《本草纲目》卷二十骨碎补条。

【专家提示】
刘松石指出：本方不仅仅具有治疗牙痛的作用，而且能够坚固牙齿，补益人体的精髓，去除骨中毒气引起的疼痛。

【专家课堂】

　　叩齿是古人常用的坚固牙齿的办法，这种方法能够使得牙周组织血脉通畅，也是健齿强身保健的好方法。

　　这种方法就是在早晚刷牙之后，用手指或者牙刷按摩牙床3~5分钟，然后上下牙齿对叩30~50次，能够使牙龈血行通畅，牙齿自然就牢固了。

第十三章　调治口腔科病症的偏方

【牙齿污垢】

牙齿污垢俗称齿垢，是覆盖在牙齿表面的黏性薄膜，是由细菌、唾液及其他分泌物在进食后聚集而成。如不及时清除，慢慢就会变硬形，成为牙结石。牙结石是沉积于牙面或修复体表面的钙化或正在钙化的菌斑及软垢，由唾液或龈沟液中的矿物盐逐渐沉积而成，形成后不易除去，容易刺激牙龈，引发牙周炎。

《黄帝内经》说过："少阴之脉终，面黑，齿长而垢。"可见牙齿的污垢与牙齿的好坏密切相关，都体现了足少阴肾经的盛衰。中医认为，肾气坚固的人往往牙齿也坚固，不容易产生牙齿污垢，肾气虚损的人如老人、房事不节者，或是久病之人，往往牙齿枯槁，牙齿污垢也不容易除去。所以，中医认为，调治牙齿污垢关键在于强壮肾精肾气。下面是《本草纲目》中提及的一些偏方，不妨试试，有些偏方是被古人当成牙膏使用的。

鸡舌香汁　能改善牙齿垢多而有臭味的症状

【组成】
鸡舌香（公丁香）20克。

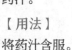

【做法】
将鸡舌香煮成药汁。

【用法】
将药汁含服。

【出处】
《本草纲目》卷三十四丁香条引〔唐〕王焘《外台秘要》。

皂角末　具有清洁牙齿的作用

【组成】
大皂角20个，生姜汁、地黄汁适量。

【做法】
将大皂角用生姜汁、地黄汁蘸后，在锅中炒干，如此10遍，研末。

【用法】
用药末刷牙。

【出处】
《本草纲目》卷三十五皂荚条引〔明〕朱橚《普济方》。

本草纲目奇效偏方大全

胡桃贝母散
可清洁牙齿且能乌须发

【组成】

胡桃、贝母各
20克。

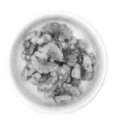

【做法】

将上述诸药研
末成散剂。

【用法】

用药末刷牙。

【出处】

《本草纲目》卷三十胡桃条引〔宋〕
《圣惠方》。

盐旱莲末
可清洁牙齿并坚
固牙齿

【组成】

旱莲200克,
食盐适量。

【做法】

将旱莲用盐水
拌后炒干,然后研成药末。

【用法】

用药末刷牙。

【出处】

《本草纲目》卷十六鳢肠条引《摄生
妙用方》。

【专家课堂】

　　可能大家会好奇,古人是如何刷牙的? 从秦汉时期到三国两晋南北朝时期,古人用小杨枝,一种类似于牙签的器具来清洁牙齿;到了隋唐五代时期,人们普遍揩齿以保口齿清洁,其方法主要有"杨枝揩齿法"和"手指揩齿法"两种,《处台秘要》中载"每朝杨柳枝咬头软,点取药揩齿,香而光洁"。到了两宋时期,古人清洁牙齿的方法有了更大的发展,宋代已有植毛牙刷,《太平圣惠方》还载有药膏洁齿法,药膏是用柳枝、槐枝、桑枝煎水,熬成膏,加入姜汁、细辛等中药,做成后用药膏擦牙,这是今天牙膏的雏形。两宋之后,古代中国人刷牙的方法就一直沿用旧时的了。

《本草纲目奇效偏方大全》读者调查表

尊敬的读者：

　　首先感谢您购买本书。为了更好地服务于您，特设计此表。请花几分钟时间填好此表（在编号框上打"√"）回复给我们，我们将赠送您一套精美书签，您还可享受一次我社全品种图书 8 折优惠（免邮费）。您所写的答案仅供分析之用，个人资料绝对保密。谢谢您的支持！

　　1. 您为什么购买此书

　　①家庭常备方药书　②中医药院校师生　③基层草药医生

　　其他 ＿＿＿＿＿＿＿＿＿＿＿＿＿＿＿＿＿＿＿＿＿＿＿＿＿＿（请填写）

　　2. 本书以病为纲，按照疾病进行编排，您觉得

　　①满意　②不满意

　　若您觉得不满意，理由是 ＿＿＿＿＿＿＿＿＿＿＿＿＿＿＿＿＿＿（请填写）

　　3. 本书图片的呈现形式，您觉得

　　①好看　②一般　③不满意

　　若您觉得不满意，理由是 ＿＿＿＿＿＿＿＿＿＿＿＿＿＿＿＿＿＿（请填写）

　　4. 本书字体，您觉得

　　①好看　②一般　③字体太小

　　5. 本书的专家课堂，您觉得

　　①有必要　②没必要　③无所谓

　　6. 本书的偏方，您觉得

　　①应更多些　②刚好　③应更少些

　　7. 本书的版式，您觉得

　　①好看　②一般　③不满意

　　若觉得不满意，理由是 ＿＿＿＿＿＿＿＿＿＿＿＿＿＿＿＿＿＿＿（请填写）

　　8. 本书的定价，您觉得

　　①性价比高　②可接受　③太贵了些

　　9. 影响您购买本书的因素有

　　①开本大小　②版式精美　③印刷用纸　④书价　⑤被封面吸引　⑥被书名吸引

　　其他 ＿＿＿＿＿＿＿＿＿＿＿＿＿＿＿＿＿＿＿＿＿＿＿＿＿＿（请填写）

　　10. 您如有其他意见或建议，写于空白处或另附纸寄出。

回复方法：

①剪下本表，装入信封后寄至：福建科学技术出版社 健康编辑室（福州东水路76号，邮编350001）

②回电至0591—87520257，说出以上问题您所选的答案以及您对这本书的宝贵意见。

记得在划线处留下您的地址，那是您享受购书优惠的依据，也便于我们邮寄书签给您。

您的联系方式＿＿＿＿＿＿＿＿＿＿＿＿＿＿＿＿＿＿＿＿＿＿＿＿＿＿＿＿